カラダにうれしい
毎日ごはん。

栁川かおり
Kaori Yanagawa

CONTENTS

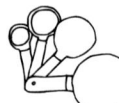
＊本書の調理・レシピの表記について＊
◇1カップ＝200cc・・・200ml
◇大さじ1＝15ml、小さじ1＝5ml

◇電子レンジは600Wを使用しています。
◇特に記載のない場合、「豆腐」は木綿でも
　絹ごしでもどちらでも可能です。

○　はじめに。

　疲れやすい、頭が重い、手足が冷える、肩こりがひどいなど、忙しい毎日の中で、ちょっとした体の不調を感じることも多いかもしれません。不調を感じても、病院に行くほどではない気がする…そんなふうに思うことはありませんか？

　病名が付くような「病気」とまではいかない体の不調。このような不調を改善するのに、健康と病気の間をつなぐことができる方法のひとつとして、"毎日のごはん"があるのかもしれません。

　自分の食べるものすべてが、自分の体を作ります。何を選んでどう食べるかは、自分次第。だからといって、本格的な薬膳や詳しい栄養学の知識が必要というわけでは決してありません。普段何気なく食べている野菜や肉、魚など、すべての食材には体に必要な栄養が備わっています。寒くなってきたから温かいものを、今日は疲れたから元気の出るものを、という具合に、その日に何を食べたいかは、知らないうちに体が欲しているものです。

　もしも何を食べたらよいか迷ってしまったら、この本を開いてみてください。季節ごとに、また通年起こり得る体の不調に合わせて、おいしく、賢く、"毎日のごはん"が食べられます。そんな小さなヒントをご紹介できたらいいなと思います。

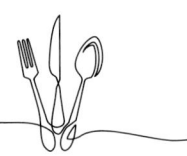

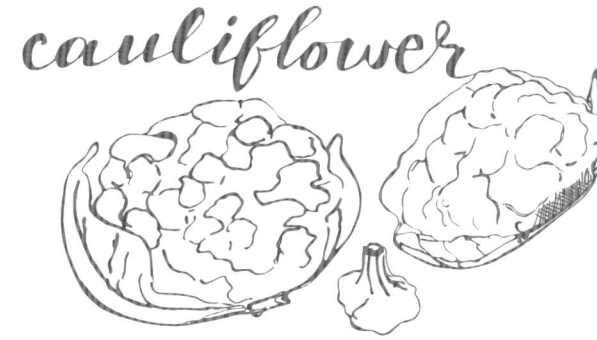
cauliflower

Column 01.

ストレス・不安 〜春のだるさ軽減に〜

「疲れ」は「疾患」につながる

　最近疲れていませんか？　単純に「疲れ」といっても、その種類は実はさまざま。体がだるい、すっきりしないということだけにとどまらず、肩こりや頭痛、冷えやのぼせ、食欲がない、やる気が出ないといった症状を引き起こしてしまうこともあり、さらに悪化すると体に具体的な「疾患」として症状が現れることもあるのです。

　春は新しい生活が始まる方も多いですよね。新しいことを始める時というのは、ほんの少しのことでも、いつも以上にパワーが必要。そんな季節に感じやすい「疲れ」は、体に必要以上の力が入ることからくる肩こりなどの筋肉疲労や、緊張からくる精神的な疲労も大きいのではないでしょうか。

　疲れた時はしっかり栄養をとってぐっすり眠りたいのに、気持ちも高ぶっているので、食事が進まなかったり、なかなか寝付けず睡眠不足になったり…。そういった悪循環にも陥りやすい時なので、疲労回復のために、まずはしっかり栄養補給から！

ポイントは「糖質」と「ビタミンB群」

　食事で重要なのは、エネルギー源となる糖質をしっかりとることと、栄養素をエネルギーに変えるビタミンB群をしっかりとること。このうちビタミンB1は糖質の代謝に、ビタミンB2はタンパク質や脂質の代謝にも関与していて、豚肉や魚、豆類などに多く含まれています。

　ここでもう1つ知っておいた方がいいことは、ビタミンBは水溶性であるということ。煮るよりも、焼いたり炒めたりする方が、栄養摂取の効率がいいのです。

　でも…精神的な疲労が強い場合は、食事自体がなかなか進まないこともありますよね。そんな時は、「不眠」のパート＜ P32 ＞にあるような、リラックス効果のある食材を取り入れたり、柑橘類や梅干し、お酢などのクエン酸を加えてさっぱりと食べるのもおすすめ。クエン酸は肩こりや筋肉痛のときに溜まっている疲労物質（乳酸）の解消にも有効ですよ。

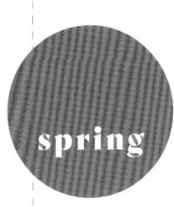
spring

疲労回復のためには、まずは糖質、体を作るタンパク質、
そしてこれらをエネルギーに効率よく変換するためのビタミンB群を
しっかりとるのが効果的。ビタミン B₁ が豊富な豚肉、
アスパラギン酸という疲労回復に有効なアミノ酸が含まれている
もやしやアスパラ、疲れた時に体に溜まる乳酸の分解に働く
クエン酸の入っている酢やレモンもいいですよ。

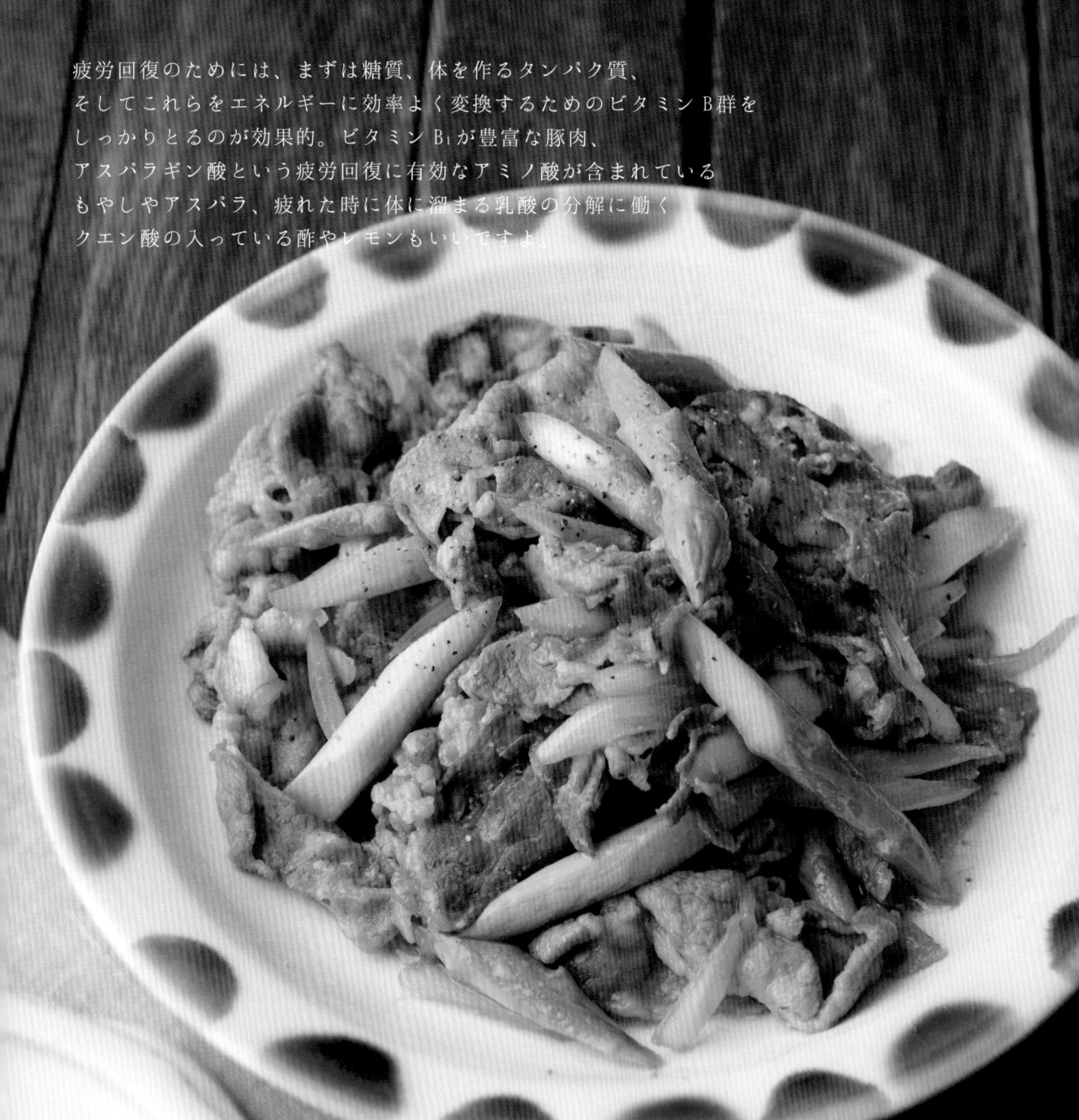

豚とアスパラのオイスター炒め。

\ ポイント食材 /
豚肉、
アスパラガス

【材料（2人分）】

豚薄切り肉 …… 200g
A ┌ 酒 …… 小さじ1
　├ みりん …… 小さじ1
　└ 醤油 …… 小さじ1
玉ねぎ …… 1/4個
アスパラガス …… 4本
サラダ油 …… 小さじ1〜2
オイスターソース …… 小さじ2

【作り方】

1. 豚肉はひと口大に切り、Aをもみ込んで5分ほどおく。玉ねぎはスライス、アスパラガスは根元の皮をむいて斜め切りにする。

2. フライパンを熱してサラダ油を加え、表面を焼くように豚肉を炒める。一度取り出す。

3. 同じフライパンで、玉ねぎとアスパラを炒める。

4. 2の豚肉を戻してオイスターソースを加え、炒め合わせる。

豚バラキャベツ。

【材料（2人分）】
キャベツ …… 180〜200g
ニンニク …… 1片
豚バラ薄切り肉 …… 80g
A ┌ 酒 …… 小さじ1
  └ 醤油 …… 小さじ1/2
ごま油 …… 小さじ1
醤油 …… 小さじ1/2前後
黒こしょう …… 適量

＼ ポイント食材 ／
キャベツ、
豚肉

【作り方】
1. キャベツはひと口大に切る。ニンニクはスライスして芽をとる。豚肉はひと口大に切り、Aをもみ込んでおく。

2. フライパンにごま油を熱し、ニンニクを炒める。ニンニクの香りがしてきたら、豚肉を加えて炒め、一度取り出しておく。

3. 同じフライパンにキャベツを加えて炒める。

4. フライパンに肉汁ごと豚肉を戻し、炒め合わせて醤油で味を調える。黒こしょうをふる。

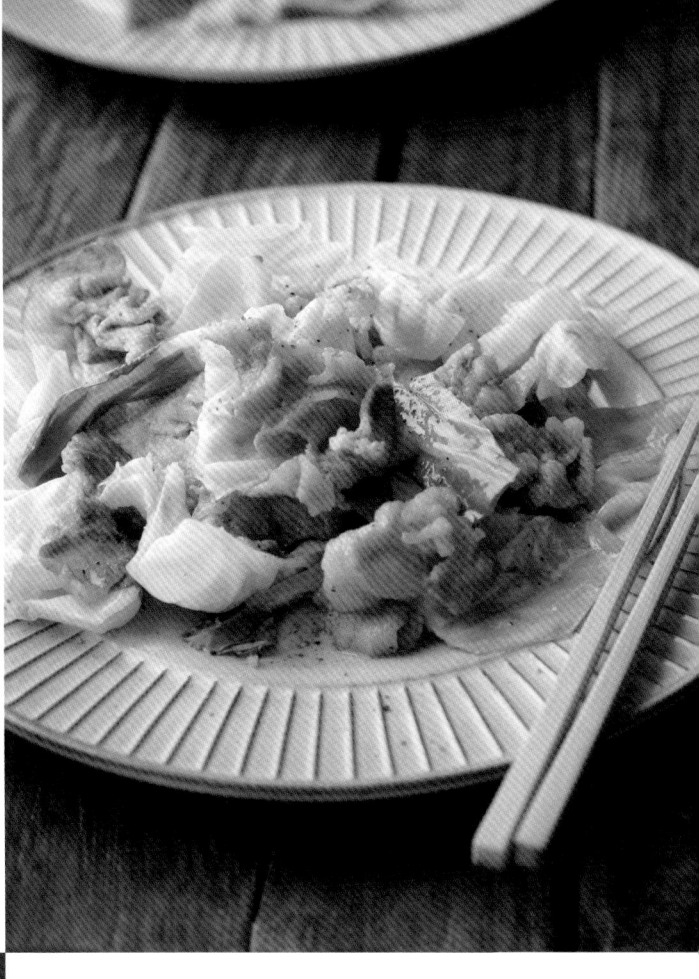

＼ ポイント食材 ／
レモン

鮭のレモン焼き。

【材料（3人分）】
鮭 …… 3切れ（約250g）
塩 …… 小さじ1/2
めんつゆ（2倍濃縮）…… 大さじ1
サラダ油 …… 小さじ1
レモン …… 1/2個

【作り方】
1. レモンは薄くスライスする。

2. 鮭はうろこをとって洗い、水気をよく拭いて全体に塩をふって15分ほどおく。出てきた水分をしっかりと拭く。

3. 鮭にめんつゆ、サラダ油を順にまぶし、レモンをのせて15分ほどおく。

4. 魚焼きグリルに鮭を入れてレモンを上にのせ、10〜15分焼き色がつくまで焼く。あれば大葉を添える。

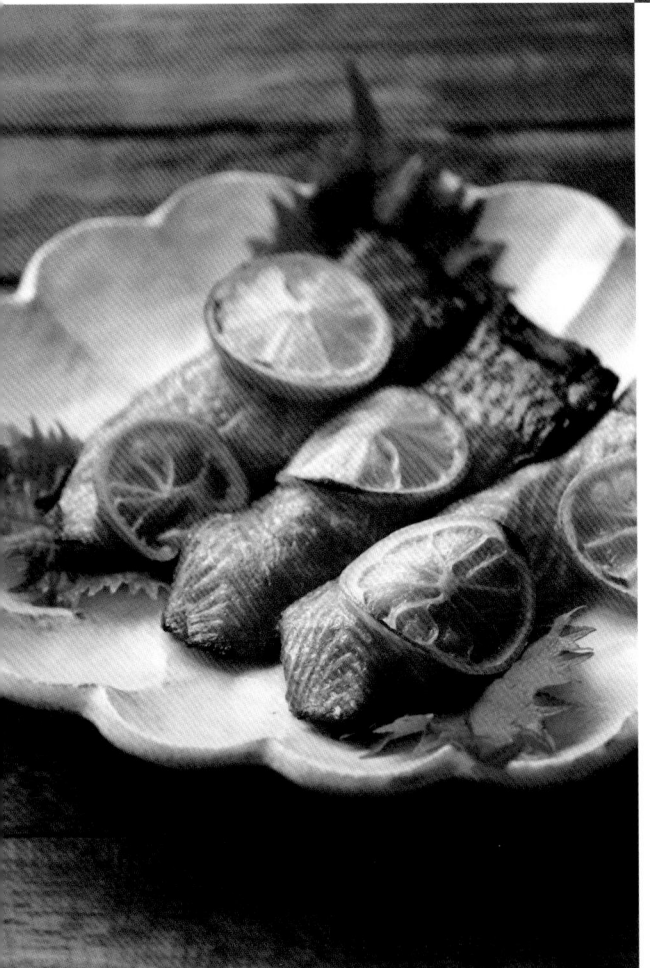

豆もやしのサラダ。

＼ ポイント食材 ／
豆もやし

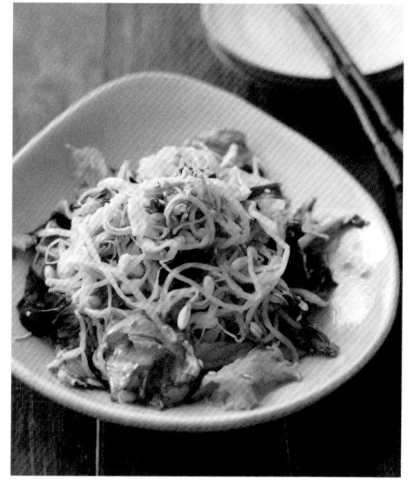

【材料（4人分）】
豆もやし …… 1袋（200g）
かに風味かまぼこ …… 4本
わかめ（乾燥） …… 4g
リーフレタス …… 1枚
鶏ガラスープのもと
　　…… 小さじ1/2
A ┌ ポン酢 …… 大さじ1
　├ ごま油 …… 大さじ1
　└ いりごま（白） …… 小さじ1

【作り方】
1. わかめは水につけて戻し、かに風味かまぼこは細かく手で割く。レタスはひと口大に手でちぎる。

2. 耐熱ボウルに豆もやしを入れてラップをし、電子レンジ（600W）で約3分加熱する。
少し粗熱がとれたら出てきた水分を捨て、鶏ガラスープのもとを混ぜる。

3. 2のボウルに1とAを加えて混ぜる。

コールスロー。

【材料（2人分）】
キャベツ
　　…… 1/8個（正味約150g）
にんじん …… 1/6本（約25g）
コーン（缶詰） …… 30g
塩 …… 小さじ1/4
A ┌ マヨネーズ …… 大さじ1
　├ 酢 …… 小さじ1
　└ 砂糖 …… 小さじ1/2
黒こしょう …… 適量

【作り方】
1. キャベツとにんじんは千切りにする。

2. ボウルに1と塩を入れてしんなりするまでもみ、5分ほどおく。

3. コーンを加え、Aで和える。黒こしょうをふる。必要なら塩（分量外）で味を調える。

＼ ポイント食材 ／
キャベツ、酢

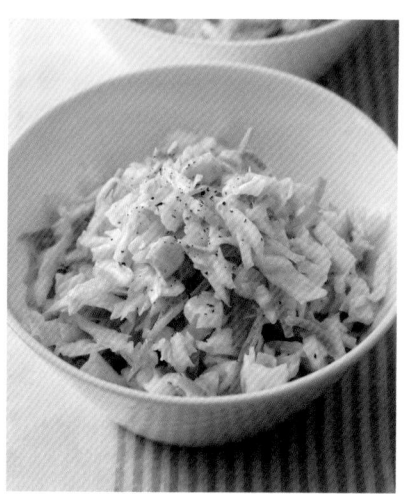

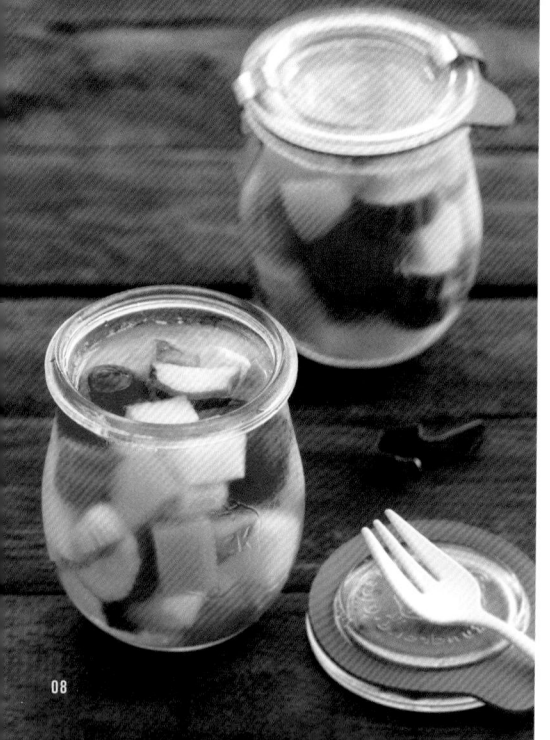

＼ ポイント食材 ／
酢

はちみつピクルス。

【材料（作りやすい分量）】
きゅうり …… 1本
セロリ（茎の部分） …… 1本分
にんじん …… 1/2本
ミニトマト …… 5〜6個
（※お好みの野菜200〜300g程度）
A ┌ 水 …… 150mℓ
　├ 酢 …… 50mℓ
　├ はちみつ …… 30g
　├ 塩 …… 小さじ1と1/2
　└ 黒こしょう（粒） …… 10粒

【作り方】
1. 野菜をスティック状や輪切りなど、お好みの形に切り、保存容器に入れる。

2. 小鍋にAを入れて火にかけ、ひと煮立ちさせる。火を止めて熱いうちに1に注ぐ。そのまま冷まし、粗熱がとれたら冷蔵庫で保存。一晩ほどで食べ頃に（※冷蔵庫で約1週間保存可能）。

アスパラガスの
レモンバターソテー。

＼ ポイント食材 ／
アスパラガス

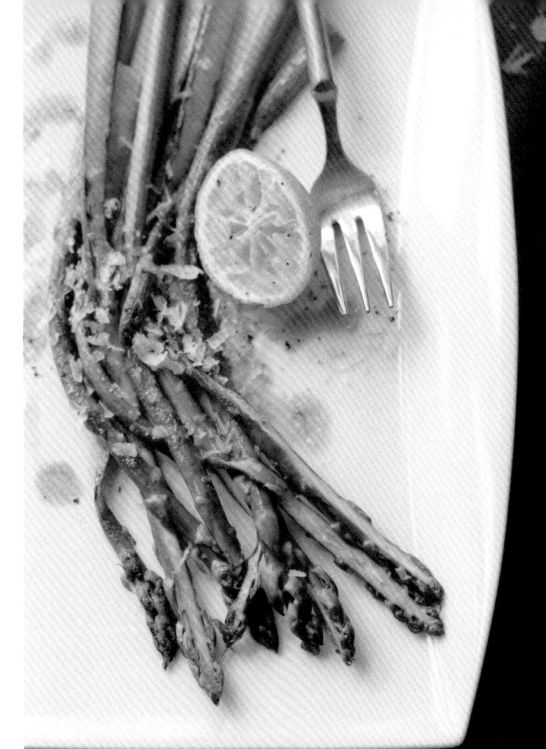

【 材料（2人分）】
アスパラガス …… 4本
バター …… 10g
塩・こしょう …… 各適量
パルミジャーノ …… 適量
レモン …… 適量

【 作り方 】
1. アスパラガスは根元の硬い部分を切り落とし、縦半分に切る。

2. フライパンを中火で熱して半量のバターを入れて1を炒める。こんがりと焼き色がついたら残りのバターを加えて塩・こしょうで味を調える。

3. 器に盛り、すりおろしたパルミジャーノをかけ、レモンを搾る。

＼ ポイント食材 ／
セロリ

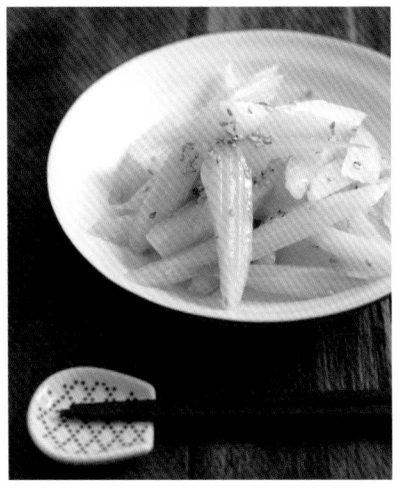

旨塩セロリ。

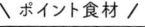

【 材料（4人分）】
セロリ（茎の部分）
　　…… 2本分
鶏ガラスープのもと
　　…… 小さじ1/2
塩 …… 小さじ1/4
ごま油 …… 大さじ1
いりごま（白）…… 小さじ1

【 作り方 】
1. セロリは筋をとって細長い乱切りにする。湯でさっと茹でてザルにあげる。

2. 水気をよく切り、キッチンペーパーなどで軽く水分を拭き、熱いうちに鶏ガラスープのもとと塩を加えてよく混ぜる。

3. ごま油、いりごまを加えて混ぜる。

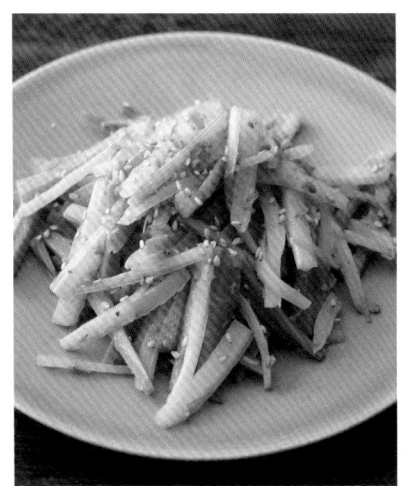

＼ ポイント食材 ／
セロリ

セロリの醤油だけきんぴら。

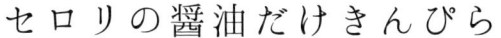

【 材料（2人分）】
セロリ（茎の部分）
　　…… 1本分（約130g）
にんじん …… 1/4本
ごま油 …… 大さじ1/2
いりごま（白）…… 大さじ1
醤油 …… 小さじ1〜2

【 作り方 】
1. セロリは筋をとって細切り、にんじんは細切りにする。

2. フライパンにごま油を熱し、にんじんとセロリを炒める。

3. 火が通ったらいりごま、醤油を入れて炒め合わせる。お好みでかつお削り節をひとつまみ加えても。

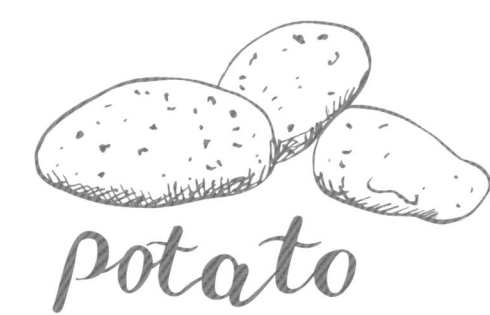

Column 02.

肌荒れ ～紫外線対策に～

初夏の紫外線量は真夏並み

「紫外線の多い季節」といえば、真夏のイメージ。でも、実は6月にはすでに真夏並みの紫外線量が降り注ぎ始めています。紫外線を浴びると日焼けをしますが、これは紫外線から肌を守るため。色素細胞がメラニンを産生して皮膚内で広がることで、紫外線をブロックしているのです。

このメラニンこそが肌を黒くさせているもの。メラニンは、通常なら皮膚が角化し垢として排出されるのですが、メラニンが過剰に作られると排出しきれずに残ってしまいます。これが「シミ」になるのです。「シミ」にもいくつか種類がありますが、一番多いのが紫外線を原因とするシミ。ですので、「シミ」の対策はなんといっても紫外線から肌を守ることです。

ビタミン類をバランスよくとってキレイな肌作り

紫外線対策は、日傘や日焼け止めといった対策に加えて、体の中からもケアを始めましょう。それには、ビタミンをしっかりとること。メラニン色素の沈着を抑える働きもあるビタミンCは主にフルーツに多く含まれますが、ピーマンやトマトなどビタミンCが多く含まれる野菜もあります。ピーマンやトマト、パプリカなどの緑黄色野菜は、紫外線から身を守るためのカロテノイド（ビタミンA）も豊富です。

アーモンドなどのナッツや、綿実油、オリーブオイルなどの油に多く含まれるビタミンEは、新陳代謝を活発にして、肌のターンオーバーを促進します。ビタミンCとビタミンEは一緒にとることでより効果がアップするので、ビタミンCが多い野菜やフルーツを、ビタミンEが多いオイルやナッツと一緒にサラダにするのもいいですね。

こういったビタミン類は、シミやそばかすだけでなく、キレイな肌作りや健康のためにも有効。一度できたシミはなかなか消えにくいので、「これ以上増やさないこと」も重要です。毎日のケアとちょっとした気遣いが大切です。

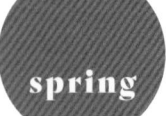

spring

ビタミンCやカロテノイド（ビタミンA）が豊富な
トマト、にんじん、パプリカ、ピーマンなどの
緑黄色野菜は紫外線対策にもってこい。
ビタミンEが豊富なオイルやナッツ類を一緒に食べることで
キレイな肌作り効果がアップします。
また海苔も色素沈着を防ぐミネラルがたっぷりですよ。

＼ ポイント食材 ／

ミニトマト

豆腐ステーキの
ピリ辛トマト
そぼろのせ。

【 材料（2人分）】
木綿豆腐 …… 1丁（300g）
薄力粉 …… 適量
サラダ油 …… 小さじ1
豚ひき肉 …… 100g
ミニトマト …… 8個
A ┌ めんつゆ（2倍濃縮）
  │   …… 大さじ2と1/2
  │ 水 …… 大さじ2
  └ 片栗粉 …… 小さじ1/2
生姜 …… 1片
豆板醤 …… 小さじ1/4
青ネギ …… 適量

【 作り方 】
1. 豆腐はしっかりと水切りする。ミニトマトはヘタをとって2等分、生姜はみじん切りにする。

2. 豆腐を4等分に切り、しっかりと水分を拭いて薄力粉をまぶす。フライパンを中火で熱してサラダ油を加え、両面をこんがりと焼き、取り出す。

3. 同じフライパンにひき肉と生姜を入れて炒める。肉の色が変わったらミニトマト、豆板醤を加える。トマトに火が入ってきたら弱火にし、よく溶いたAを入れて混ぜ、再度火を強めてとろみがつくまで加熱する。

4. 2に3をかける。あれば花椒をふり、小口切りにした青ネギを散らす。

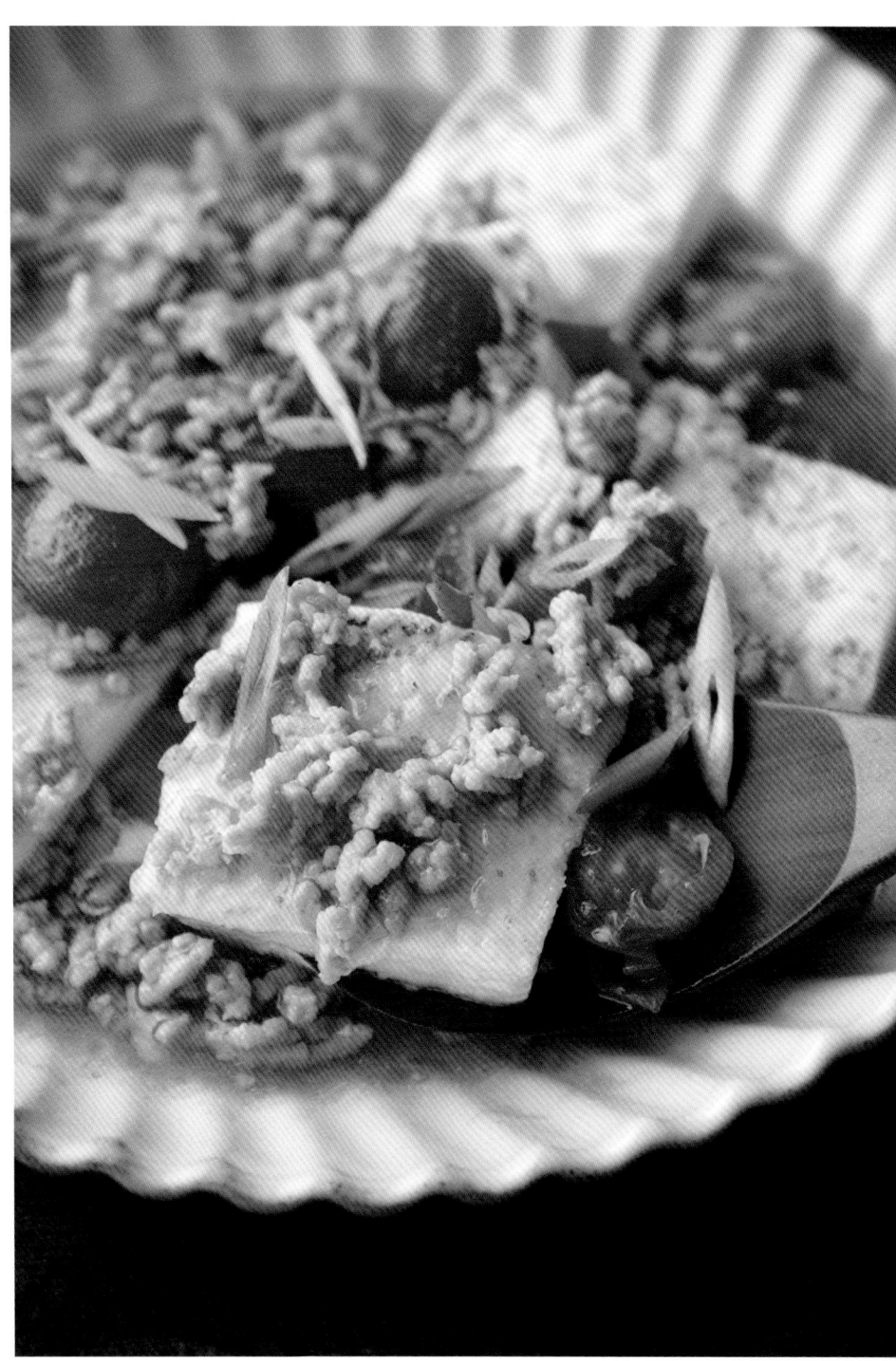

パプリカ

和風ガパオライス。

【材料（2人分）】
鶏もも肉 …… 1枚（250g）
A ┌ 塩 …… 小さじ1/4
　│ 砂糖 …… 小さじ1/4
　└ 酒 …… 小さじ2
パプリカ（赤）…… 1/2個
玉ねぎ …… 1/4個
ニンニク …… 1片
赤唐辛子（輪切り）…… 適量
サラダ油 …… 大さじ1
B ┌ オイスターソース
　│ 　…… 小さじ2
　│ 酢 …… 小さじ2
　│ 砂糖 …… 小さじ1
　└ 醤油 …… 小さじ1
ご飯 …… 茶碗2杯分
大葉 …… 8枚

【作り方】
1.鶏肉は角切りにしてAをもみ込む。

2.ニンニクはみじん切り、玉ねぎとパプリカは角切りにする。

3.フライパンにサラダ油を入れて1を炒める。2と赤唐辛子も加えてさらに炒める。

4.Bを加えて軽く煮詰める。ちぎった大葉を加える。

5.ご飯の上に4をのせて、お好みで目玉焼きをのせ、レモンや香草を添える。

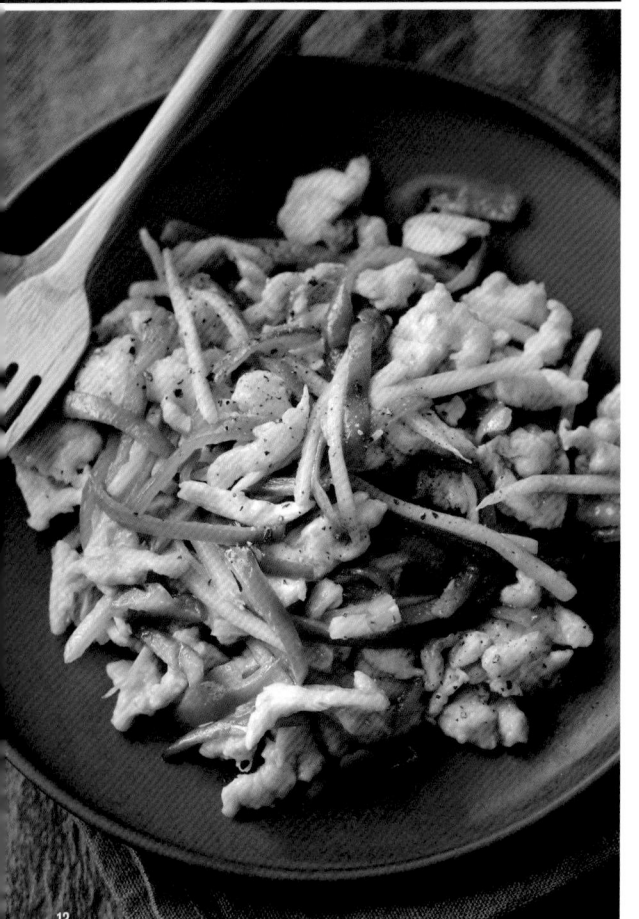

鶏むね肉のチンジャオロースー。

【材料（2人分）】
ごま油（白）…… 大さじ1
鶏むね肉 …… 200g
A ┌ 塩・砂糖
　│ 　…… 各小さじ1/4
　└ 酒 …… 小さじ2
ピーマン …… 3個
たけのこ（水煮・細切り）
　…… 70g
生姜 …… 1片
片栗粉 …… 大さじ1
鶏ガラスープのもと
　…… 小さじ1/2
水 …… 小さじ1
B ┌ オイスターソース
　│ 　…… 小さじ1
　└ 砂糖 …… 小さじ1/2
黒こしょう …… 適量

【作り方】
1.ピーマンはヘタと種をとって細切りに、生姜は千切りにする。

2.鶏むね肉は4等分の削ぎ切りにし、ラップをのせてめん棒で叩いて薄くのばす。細切りにしてAをもみ込み5分ほどおく。片栗粉を混ぜる。

3.フライパンを中火で熱し、半量のごま油を加える。2を広げて入れ、側面が焼けたら裏返し、ほぐすように炒める。一度取り出す。

4.フライパンに残りのごま油を加え、生姜、ピーマン、たけのこを炒める。しんなりとしてきたら鶏ガラスープのもと、水を加えて炒める。

5.3を戻し入れ、Bを加えて炒め合わせる。黒こしょうをふる。

ロースト・ラタトゥイユ。

＼ ポイント食材 ／
パプリカ

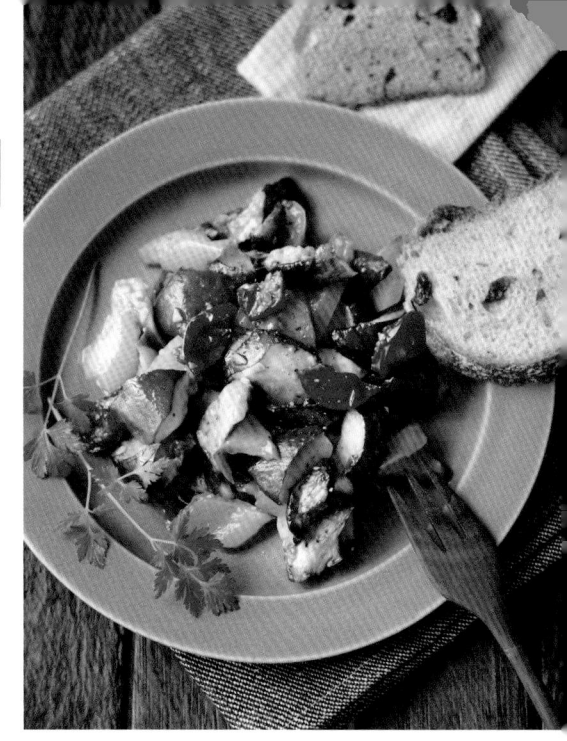

【材料（4人分）】
なす …… 2本
ズッキーニ …… 1本
パプリカ（黄）…… 1個
ミニトマト …… 10個
ニンニク …… 1片
オリーブオイル …… 大さじ4〜6
塩 …… 小さじ1/4

【作り方】
1. なすは乱切りにして水にさらす。ズッキーニとパプリカは乱切り、ミニトマトは半分に、ニンニクはみじん切りにする。

2. 耐熱皿（またはアルミホイルなど）に水気をしっかりと切ったな

す、ズッキーニ、パプリカ、ミニトマト、ニンニクを入れて、塩とオリーブオイル大さじ2をかけてざっと全体を混ぜる。平らに広げてグリル（またはトースター）で30分ほど焼く（途中、一度全体を混ぜる）。

3. 取り出して人肌程度に冷まし、味をみて必要なら塩（分量外）で味を調え、オリーブオイル大さじ2〜4で和える。

4. 保存容器に入れて、粗熱がとれたら冷蔵庫で一晩おく。パンにのせたり、パスタなどにアレンジしても。

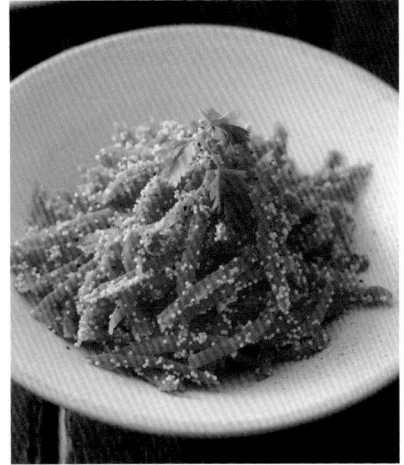

にんじんのたらこ炒め。

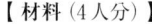

＼ ポイント食材 ／
にんじん

【材料（4人分）】
にんじん …… 1本（約150g）
たらこ …… 1/2腹（約30g）
サラダ油 …… 小さじ1〜2
水（または酒）…… 小さじ1
黒こしょう …… 適量

【作り方】
1. にんじんは細切りにする。たらこは薄皮をとって水（または酒）を加えてほぐしておく。

2. フライパンを中火で熱し、サラダ油を加えてにんじんを炒める。

3. にんじんに火が通ったら、たらこを加えて炒め、黒こしょうをふる。必要なら塩（分量外）で味を調える。

＼ ポイント食材 ／
アボカド、
海苔

アボカドと海苔のネギ塩和え。

【材料（2人分）】
アボカド …… 1個
長ネギ …… 1/2本
鶏ガラスープのもと
　　…… 小さじ1/2
塩 …… 小さじ1/4
ごま油 …… 大さじ1
いりごま（白）
　　…… 小さじ1/2
焼き海苔 …… 1/3枚

【作り方】
1. 長ネギはみじん切りにして耐熱容器に入れる。ラップをして電子レンジ（600W）で30〜40秒加熱して辛みを飛ばす。熱いうちに鶏ガラスープのもとと塩を混ぜてよく溶かし、ごま油を加えて混ぜる。

2. アボカドは種と皮を除き、角切りにする。

3. 2を1、いりごまと和え、最後にちぎった焼き海苔を混ぜる。

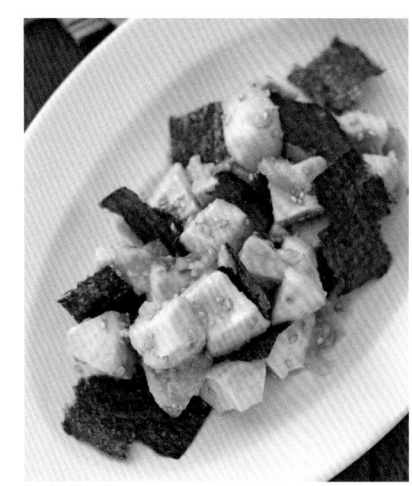

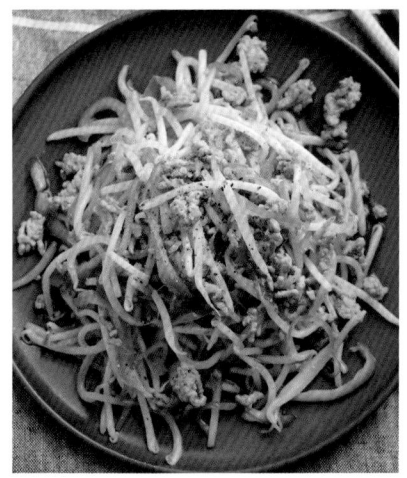

もやしとピーマンの醤油だけ炒め。

【 材料（2人分）】
もやし …… 1袋
ピーマン …… 2個
豚ひき肉 …… 100g
サラダ油 …… 大さじ1
醤油 …… 小さじ1前後
黒こしょう …… 適量

【 作り方 】

1. ピーマンはヘタと種をとって細切りにする。

2. フライパンを熱してサラダ油を加え、豚ひき肉を炒める。色が変わったらピーマンともやしを加えてさらに炒める。

3. ピーマンに火が通ったら、醤油を加えてお好みの味に調え、黒こしょうをふる。

トマトとツナの重ねサラダ。

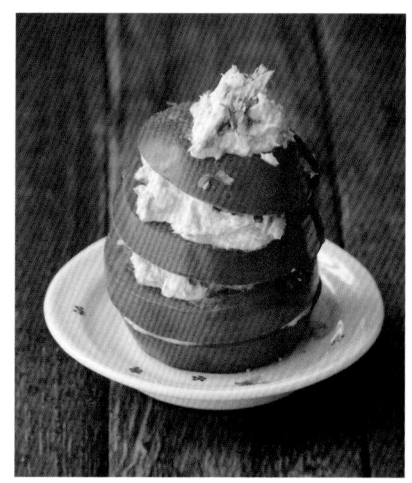

【 材料（2人分）】
トマト …… 1個
ツナ缶（オイル漬け）
　…… 1缶
玉ねぎ …… 1/8個
マヨネーズ …… 大さじ1
黒こしょう …… 適量

【 作り方 】

1. 玉ねぎはみじん切りにして水にさらす。トマトは輪切りにする。

2. ツナ缶の漬け汁を軽く切り、水気を切った玉ねぎ、マヨネーズ、黒こしょうを加えて和える。

3. トマトと2を交互に重ねる。黒こしょうをふり、あればセルフィーユなどのハーブを散らす。

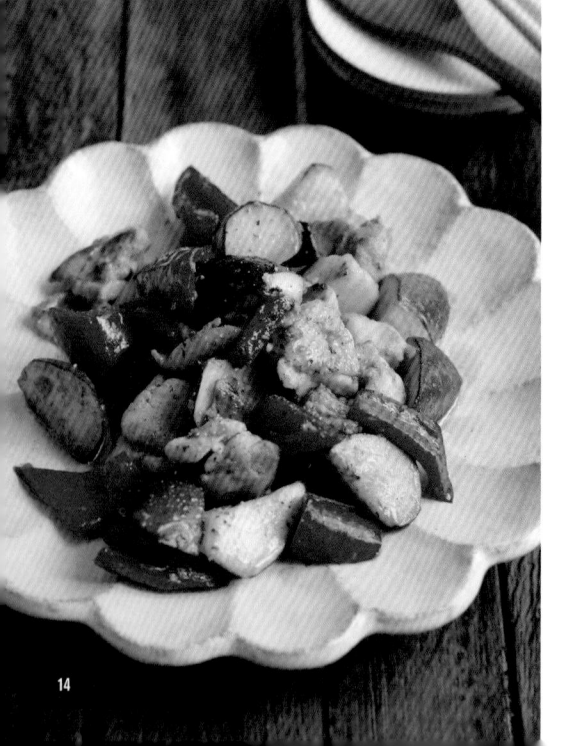

ズッキーニと鶏の生姜炒め。

【 材料（2人分）】
鶏もも肉 …… 1/2枚
ズッキーニ …… 1本
パプリカ（赤）…… 1/2個
生姜 …… 1片
A［ 塩・砂糖
　　…… 各ひとつまみ
　　酒 …… 小さじ1 ］
サラダ油 …… 小さじ1
鶏ガラスープのもと
　…… 小さじ1
こしょう …… 適量

【 作り方 】

1. 鶏もも肉はひと口大に切り、Aをもみ込み10分ほどおく。

2. ズッキーニとパプリカは乱切り、生姜はみじん切りにする。

3. フライパンを中火で熱してサラダ油を入れ、鶏肉の皮目を下にして入れる。こんがりと焼き色がついたら裏返し、端に寄せてズッキーニとパプリカを加える。時々フライパンをゆすりながら鶏から出た脂も絡め、野菜に焼き色をつけるように焼く。

4. 野菜に焼き色がついたら、生姜と鶏ガラスープのもとを加えて炒め合わせる。味をみて必要なら塩（分量外）で味を調え、こしょうをふる。

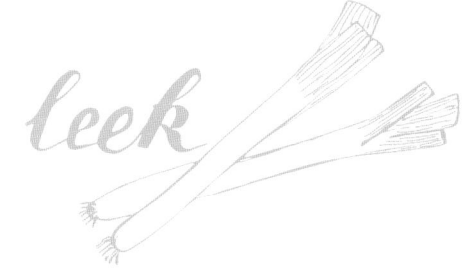

熱中症 〜食事でできる対策〜

熱中症は梅雨明けから多発する

　熱中症は真夏の強い日差しの下でなりやすいと思われがちですが、梅雨明けの急に暑くなる時期にも発症します。理由は体が暑さに慣れずに、体温調節がうまくいかないから。人の体は常に熱を作っていて、汗で熱を体外に逃がすことで体温を36度前後に保っています。その熱を上手に逃がせなくなった状態が熱中症です。連日の猛暑だけでなく、気温の急激な変化にも体はついていけません。普段から運動を習慣化して汗をかく、入浴で軽く汗をかくなど、体を暑さに慣れさせることも必要です。

　熱中症対策には水分補給が重要ですが、水を一気にたくさん飲んでも体に溜まらず、体外に排出されてしまいます。水分補給の基本は食べること。体内にしっかり吸収されて溜まるのは、食べものに含まれる水分です。カフェインを含むコーヒーや緑茶は利尿作用があるので水分補給には向きません。お茶なら麦茶など、ノンカフェインのものを選びましょう。

栄養素が足りずに熱中症になることも

　汗をかいたら塩分を補う、とよくいわれますが、汗には塩分（ナトリウム）以外にカリウムなどの電解質やミネラルも含まれています。夏バテで食欲がなかったり、朝ごはんを抜いたりすると、栄養素が足りなくなり、熱中症になりやすくなります。海藻や野菜、フルーツには、カリウムなどのミネラルに加えてビタミンも豊富。普段の食事でしっかりと補って、暑さに負けない体を作ることも大切です。

　甘酒は冬のイメージがありますが、江戸時代、夏バテ予防のために飲まれていたという話は有名です。甘酒は「飲む点滴」といわれるほど栄養満点な飲みもの。そのまま飲むほか、豆乳で割ったり、フルーツや野菜と一緒にスムージーにしたり…。砂糖代わりに料理やお菓子にも使えるので、毎日の食事やおやつに意外と活躍してくれますよ。

summer

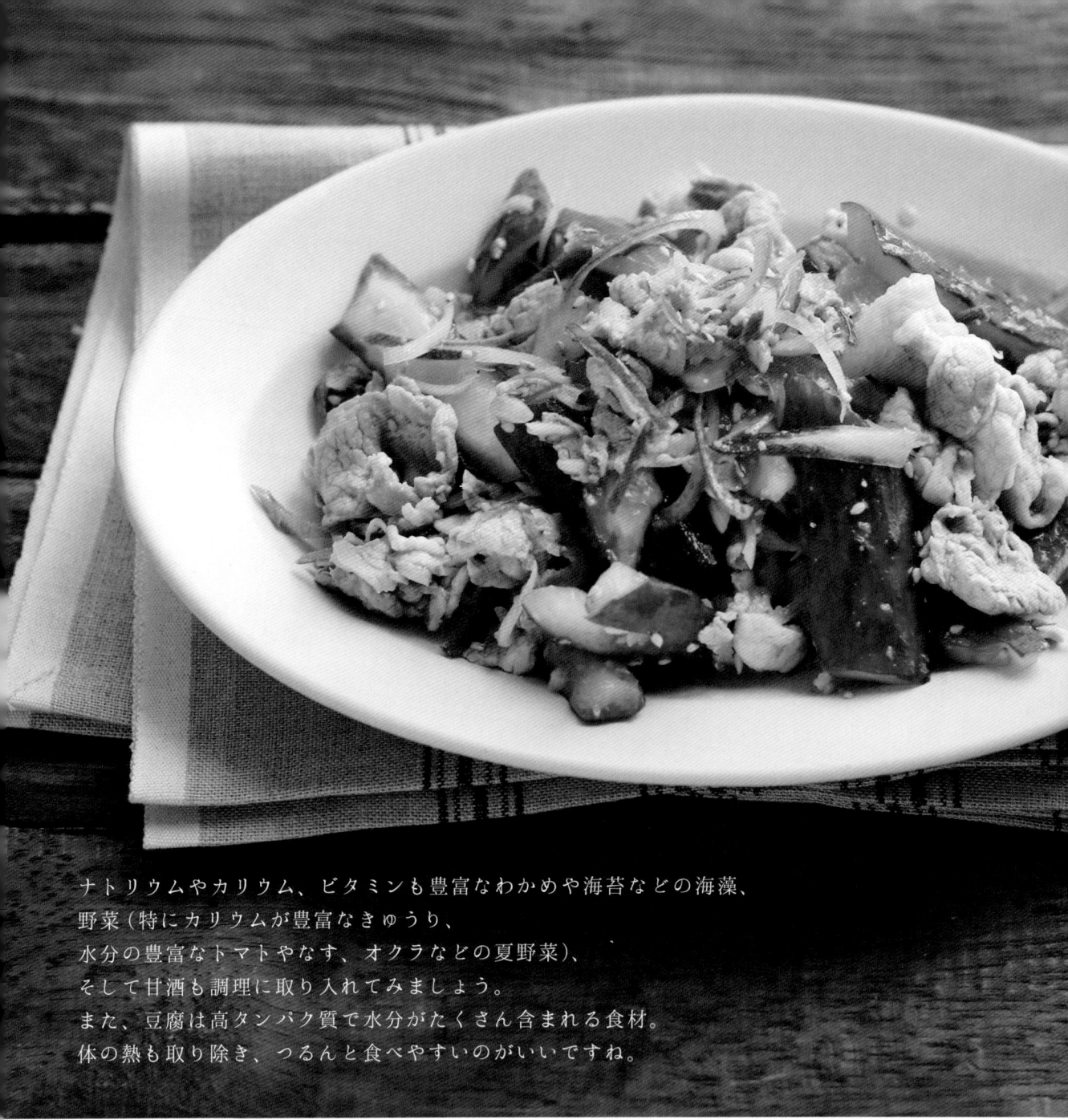

ナトリウムやカリウム、ビタミンも豊富なわかめや海苔などの海藻、
野菜（特にカリウムが豊富なきゅうり、
水分の豊富なトマトやなす、オクラなどの夏野菜）、
そして甘酒も調理に取り入れてみましょう。
また、豆腐は高タンパク質で水分がたくさん含まれる食材。
体の熱も取り除き、つるんと食べやすいのがいいですね。

豚ときゅうりのごま生姜和え。

＼ ポイント食材 ／

きゅうり

【材料（2人分）】

豚薄切り肉（しゃぶしゃぶ用）
　…… 200g
きゅうり …… 2本
みょうが …… 2本
生姜 …… 1片
塩 …… ひとつまみ

いりごま（白）
　…… 小さじ1

A ［
　めんつゆ（2倍濃縮）
　　…… 小さじ2～3
　醤油 …… 小さじ2
　ごま油 …… 小さじ2
］

【作り方】

1. きゅうりはめん棒などで叩き、ひと口大に割って塩をまぶして5分おく。みょうがは薄切り、生姜はすりおろす。

2. 豚肉は塩少々（分量外）を入れた湯に1枚ずつ広げて加え、色が変わったら取り出す。

3. ボウルに湯を切った豚肉、水気を切ったきゅうり、みょうが、生姜、いりごま、Aを加えて和える。

梅おかかおにぎり。

【 材料（2人分）】
ご飯（温かいもの）…… 250g
梅干し …… 2個
きゅうり …… 1/3本
かつお削り節 …… 5g
めんつゆ（2倍濃縮）…… 小さじ1
塩 …… ひとつまみ
いりごま（白）…… 大さじ1
ごま油 …… 小さじ1/2

【 作り方 】
1. きゅうりは薄切りにして塩でもみ、5分ほどおいて水気をよく絞る。梅干しは種をとって梅肉を叩く。

2. ご飯に1と花かつお、めんつゆ、いりごま、ごま油を混ぜる。

3. 4等分にしておにぎりを作り、お好みで大葉を巻く。

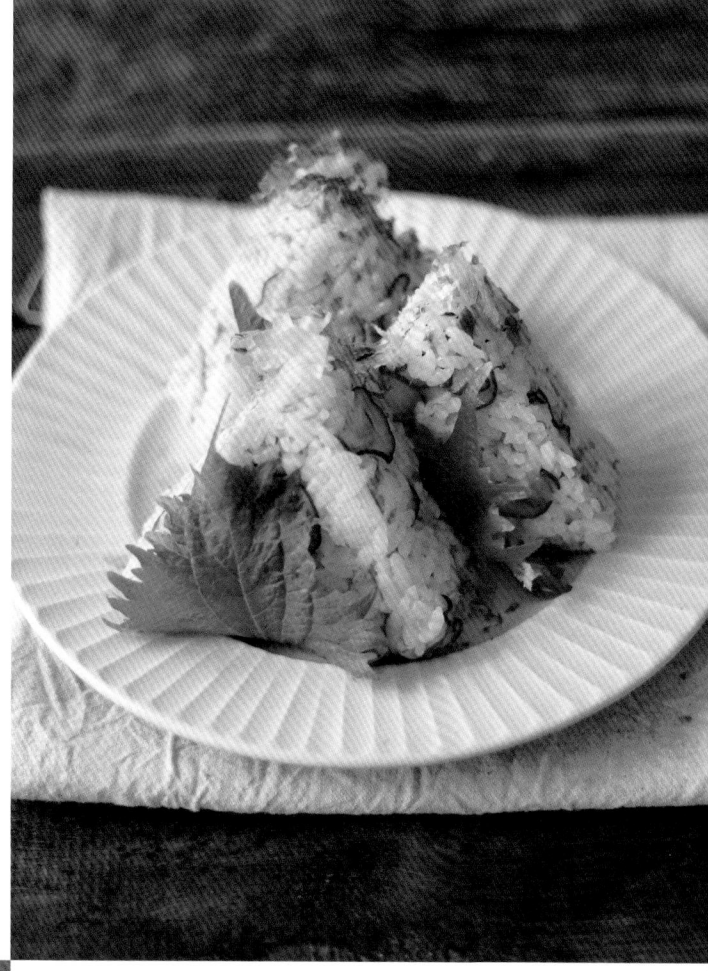

蒸しなすの
薬味しらすオイルかけ。

【 材料（2人分）】

なす …… 3本 かつお削り節 …… 1g
ニンニク …… 1片 ごま油 …… 大さじ1
青ネギ …… 1本 ポン酢 …… 適量
しらす …… 20g

【 作り方 】
1. なすはヘタをとって皮をむき、水にさらす。水気を切って耐熱ボウルに入れ、ラップをして電子レンジ（600W）で4分加熱する。粗熱がとれたら1本を6〜8等分に切り、器に盛る。

2. ニンニクは薄切りにして芽をとる。フライパンにニンニクとごま油を入れて中火で炒め、香りがしてきたら弱火にし、しらすを加えてじっくり炒める。

3. 1に2を油ごとかける。かつお削り節と小口切りにした青ネギをのせ、食べる時にポン酢をかける。

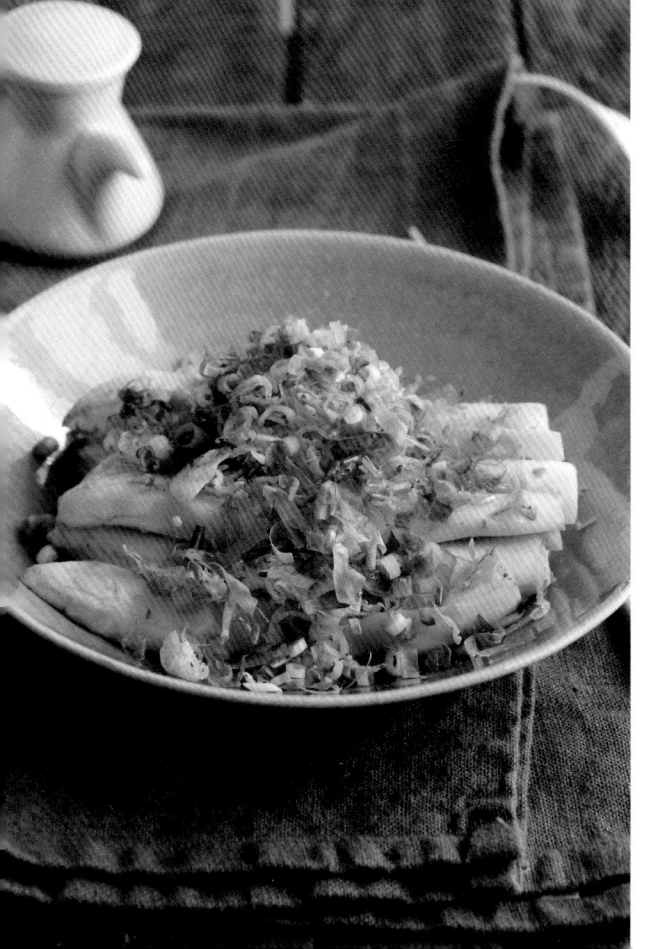

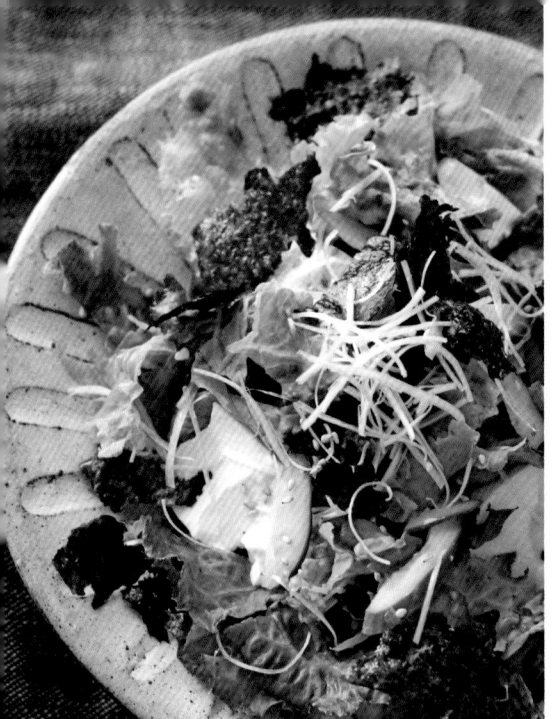

豆腐のチョレギサラダ。

＼ ポイント食材 ／
海苔、豆腐

【材料（4人分）】
サニーレタス …… 4枚
きゅうり …… 1本
長ネギ …… 1/4本
豆腐 …… 100g
ごま油 …… 大さじ1
A ┌ 鶏ガラスープのもと
　　…… 小さじ1/2
　├ 湯 …… 小さじ1
　├ 醤油 …… 小さじ1
　└ 砂糖 …… 小さじ1/2
いりごま（白）…… 大さじ1
韓国海苔 …… 4枚

【作り方】
1. ボウルにAを入れてよく混ぜて溶かし、ごま油を加えて混ぜる。

2. サニーレタスはひと口大に手でちぎり、きゅうりは棒状に切る。長ネギは千切りにして水にさらす。

3. サニーレタス、きゅうり、水気を切った長ネギ、いりごまを混ぜる。

4. 器に3を盛り、豆腐をスプーンですくってのせ、ちぎった韓国海苔と1をかける。

わかめの中華炒め。

＼ ポイント食材 ／
わかめ

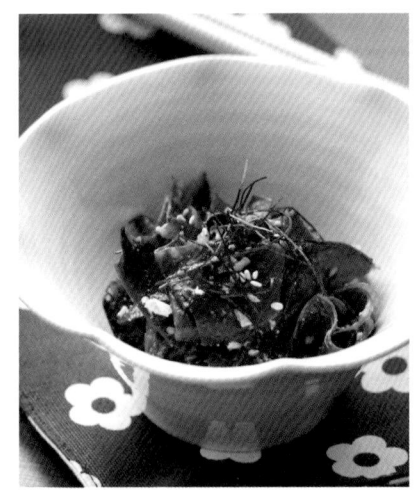

【材料（3〜4人分）】
わかめ（茹で）…… 100g
長ネギ …… 1/4本
生姜 …… 1片
ごま油 …… 大さじ1
鶏ガラスープのもと
　　…… 小さじ1/4
いりごま（白）…… 小さじ1
塩 …… 適量

【作り方】
1. わかめはひと口大に切る。長ネギ、生姜はみじん切りにする。

2. フライパンにごま油を熱し、生姜と長ネギを炒める。わかめを加えてさらに炒める。

3. 全体に油が回ったら、鶏ガラスープのもと（分量外の水大さじ1程度も加える）、いりごまを加えて炒め、塩で味を調える。あれば糸唐辛子をのせる。

オクラときゅうりのだし。

＼ ポイント食材 ／
オクラ、
きゅうり

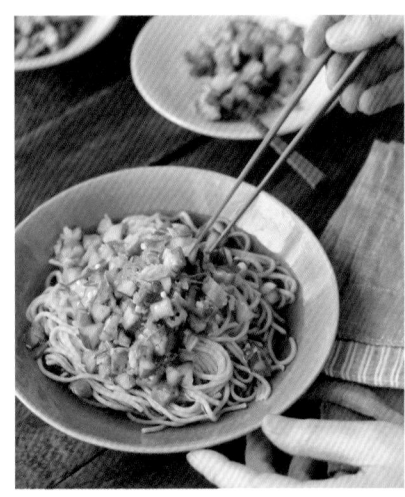

【材料（作りやすい分量）】
オクラ …… 8本
きゅうり …… 1本
みょうが …… 2本
新生姜 …… 1片
大葉 …… 5枚
糸昆布（刻んだもの）
　　…… 大さじ1
白だし …… 大さじ2
かつお削り節 …… 1.5g
水 …… 大さじ2
塩 …… ひとつまみ

【作り方】
1. きゅうりとみょうがは5mm程度の角切りにする。生姜はみじん切りにする。ボウルにきゅうり、みょうが、生姜を入れて塩でもみ、10分おく。

2. オクラは塩少々（分量外）を入れた熱湯で茹で、ヘタをとって小口切りにする。大葉は5mm角に切る。

3. 1の水気をよく絞り、オクラ、大葉、糸昆布、白だし、水、かつお削り節で和える。蕎麦などにのせても。

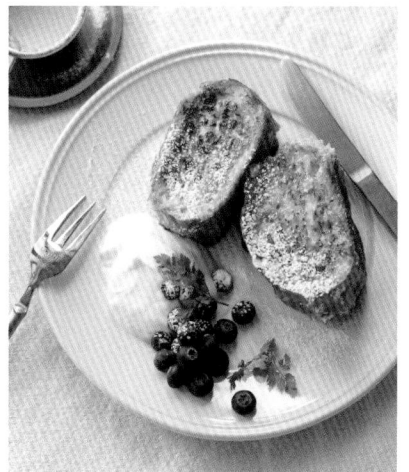

ぱぱっとトマトサラダ。

＼ ポイント食材 ／
トマト

【 材料（作りやすい分量）】
トマト …… 適量
玉ねぎ …… 適量
かつお削り節 …… 適量
ごま油 …… 適量
めんつゆ（2倍濃縮）…… 適量
ポン酢 …… 適量

【 作り方 】
1. 玉ねぎはスライサーでスライスして水にさらす。

2. 適当な大きさに切ったトマトを器に盛り、1の水分をぎゅっと絞ってのせる。

3. かつお削り節をこんもりとのせて、ごま油とめんつゆとポン酢を回しかける。

甘酒フレンチトースト。

【 材料（2人分）】
バゲット …… 約10cm
卵 …… 1個
甘酒 …… 100㎖
バター …… 10g

＼ ポイント食材 ／
甘酒

【 作り方 】
1. 卵をよく溶き、甘酒を加えて混ぜる。バゲットは4等分に切る。

2. バットに1の卵液を入れ、バゲットを入れる。時々上下を返しながら15分ほどおく。

3. フライパンを中火で熱して半量のバターを入れて2のバゲットを焼く。焼き色がついたら裏返し、残りのバターを入れて弱めの中火でじっくりと焼く。

4. 器に盛り、あればフルーツや水気を切ったヨーグルトなどを添える。

すくい豆腐の冷やし生姜あん。

＼ ポイント食材 ／
豆腐

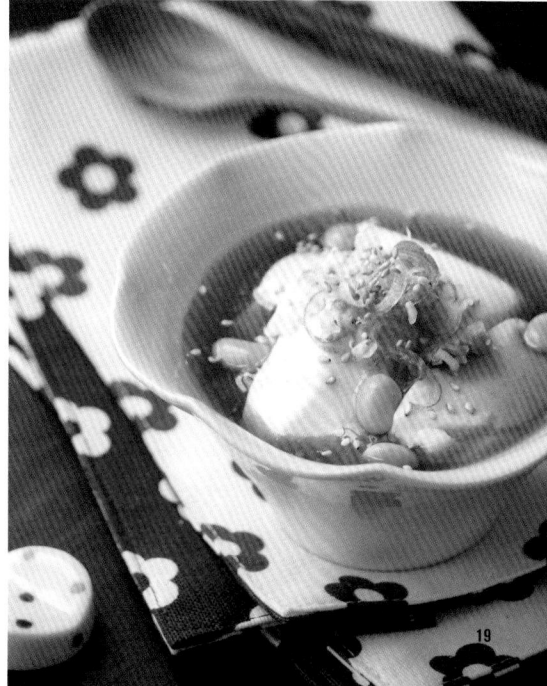

【 材料（2〜3人分）】
絹ごし豆腐 …… 200〜300g
生姜 …… 1片
A ┌ だし汁 …… 200㎖
　├ 醤油 …… 大さじ1
　└ みりん …… 大さじ1
片栗粉 …… 大さじ1
みょうが・いりごま（白）・枝豆
…… 各適量

【 作り方 】
1. 生姜はすりおろす。

2. 鍋にAを入れて火にかけ、沸騰してきたら一度火を弱め、大さじ1の水またはだし汁（分量外）で溶いた片栗粉を加えて混ぜ、再度火を強めてとろみをつける。1を加えて混ぜ、火を止める。

3. 鍋底を氷水に入れて冷やし、粗熱がとれたら冷蔵庫で冷やしておく。

4. 器に豆腐をスプーンですくって盛り、3をたっぷりかける。みょうが・白ごま・茹でた枝豆などの薬味をのせる。

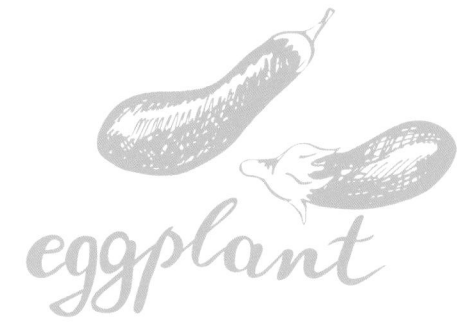

eggplant

Column 04.

夏の冷え ～冬とは違う、その対策～

夏特有の " 冷え " の症状

　夏なのに " 冷え " を感じることはありませんか？　冷房が当たりやすい上半身から冷たくなったり、冷たいものを食べ過ぎておなかの中から冷えてきたり…。冬とは違う " 冷え " を感じやすいと思います。中でも、おなかの冷えは気が付きにくいこともあるので要注意。手足が温かくても、体の中から冷たくなって、消化管の動きが悪くなる原因にも。そうなると消化不良を起こし、「食欲がない」「胃が重い」といった消化器症状から始まって、さらに悪化すると「体がだるい」「頭が重い」といった夏バテの症状を引き起こす原因になることもあるのです。

体を冷やす夏野菜は調理法をひと工夫

　同じ「冷え対策」でも冬と違うところは、「体を温める」よりも「冷やし過ぎない」ということ。そのためにはまず、冷たいものを食べ過ぎないこと。トマトやなす、きゅうりなどの夏野菜の多くは、体を冷やす食材です。通常なら体の熱を冷ましてくれるので夏にはぴったりの食材なのですが、少し調子が悪いなと感じたとしたら食べ方を工夫しましょう。サラダなど生で食べる場合は常温に戻して食べるだけでも違います。たまには加熱調理しても違ったおいしさがありますね。
　唐辛子などの香辛料は食欲アップ効果もあるので夏バテ対策にもなります。とはいえ、毎日たくさん食べて汗をかくと体が疲れてしまうので、献立に少しプラスしたり、料理法に気をつけるなどで適度に取り入れましょう。
　もう1つ、そうめんに添えるとおいしいたっぷりの薬味。ネギや大葉などの薬味の多くは体を温めてくれます。冷たいそうめんを食べる時に薬味と一緒に食べるのは、おいしいだけじゃなく、体を冷やし過ぎないという理に適った組み合わせでもあるのです。

summer

トマトやなすなどの夏野菜は、常温や加熱調理で食べることで
冷えを防ぐことができます。唐辛子などの香辛料、
ネギ・ニンニク・生姜といった薬味も体を温めてくれる食材です。
また、ニラも体を温める効果があり、消化管の働きも
活発にするので、これらの食材をうまくとり入れて、
冷えすぎないよう気をつけましょう。

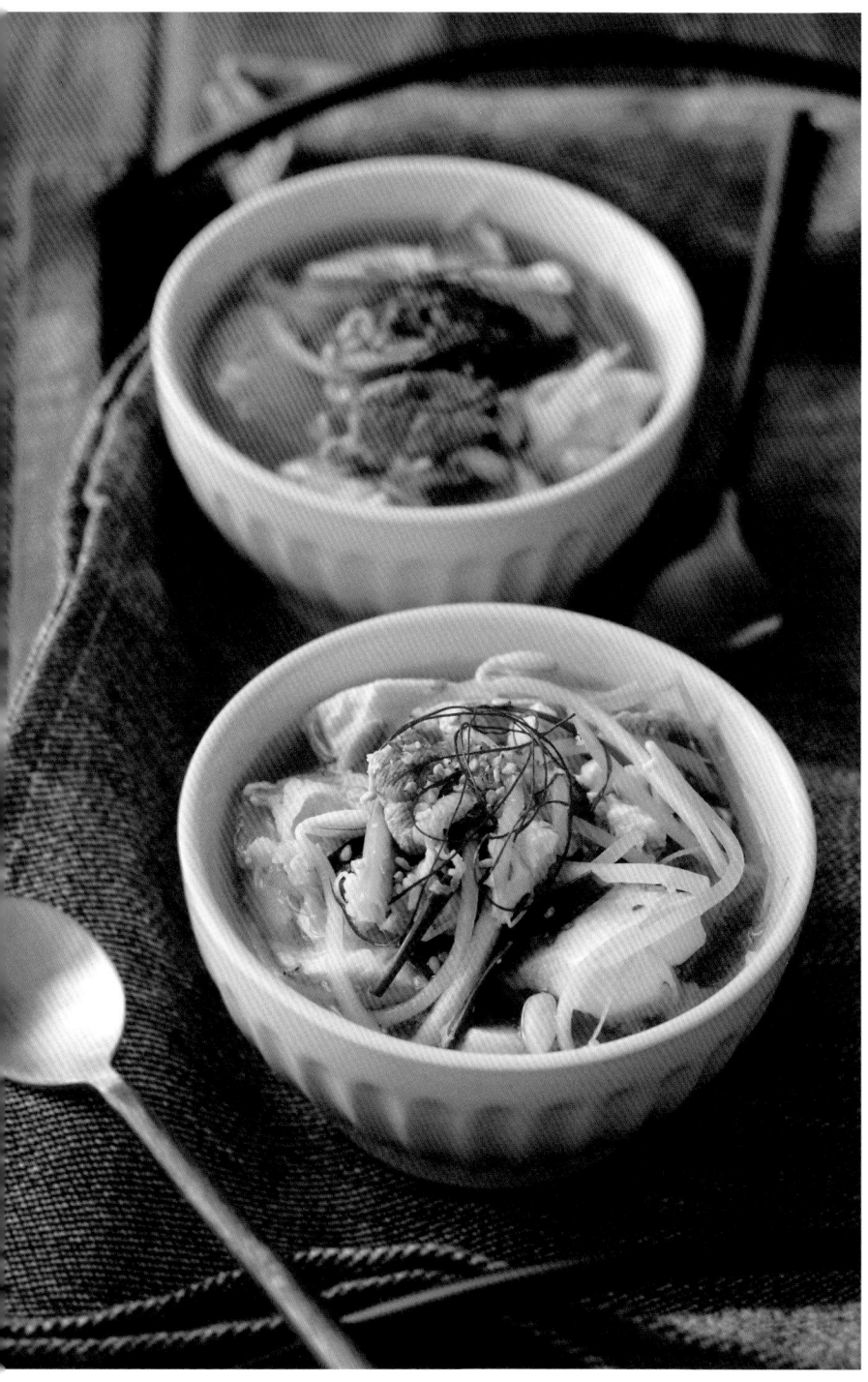

＼ ポイント食材 ／

唐辛子
（豆板醤）

ピリ辛クッパ。

【材料（2人分）】
豚薄切り肉（しゃぶしゃぶ用）
　……50g
豆もやし……80g
豆腐……100g
青ネギ……2本
ニンニク……1/2片
生姜……1片
ごま油……小さじ1

A [水……300mℓ
　 鶏ガラスープのもと
　　　……小さじ1
　 豆板醤……少々
　 めんつゆ（2倍濃縮）
　　　……大さじ2]

いりごま（白）……小さじ1
ご飯……茶碗2杯分

【作り方】
1. ニンニクと生姜はみじん切りに、青ネギは2〜3cm長さに切る。

2. 鍋にごま油を入れて中火にかけ、ニンニク、生姜、豆もやしを炒める。しんなりとしてきたらAを入れる。

3. 沸騰してきたら豆腐をスプーンですくって加え、豚肉を加えてさっと煮る。青ネギといりごまを加える。

4. 器にご飯を盛り、3をかける。お好みで糸唐辛子や温泉卵をのせても。

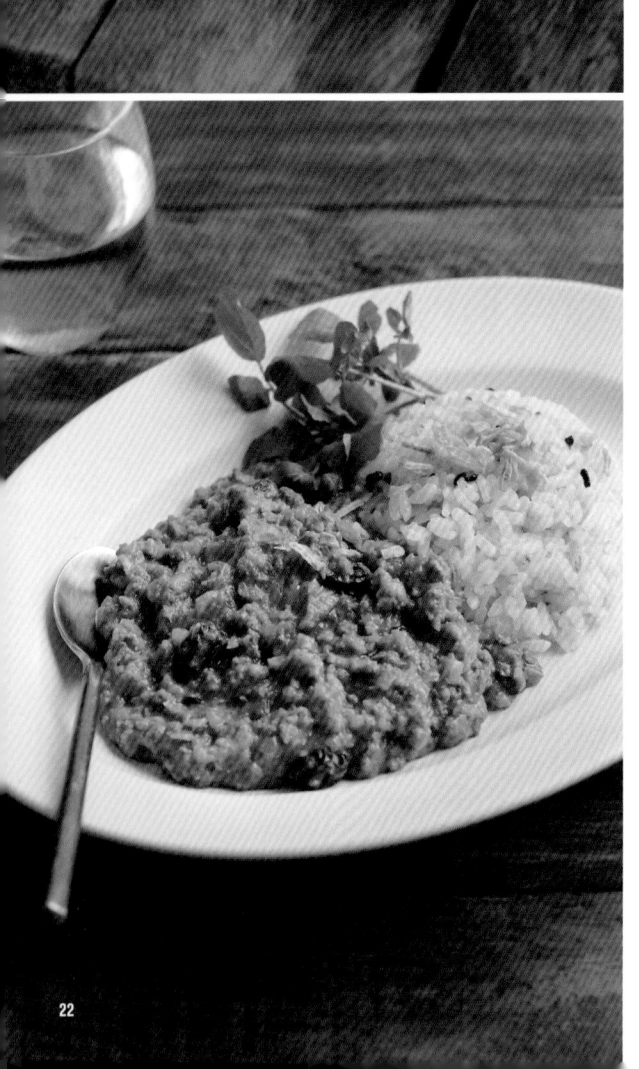

ポークソテー、ガーリックトマトソース。

＼ ポイント食材 ／
ニンニク

【材料（2人分）】
豚ロース肉 …… 200g
ミニトマト …… 10個
ニンニク …… 1片
A┌ 酒 …… 大さじ1
　│ コンソメ
　│ 　…… ひとつまみ
　│ 醤油 …… 小さじ2
　└ みりん …… 小さじ1
ごま油（白）…… 小さじ2
薄力粉 …… 適量
塩・こしょう …… 各適量
レモン …… 適量
パセリ …… 適量

【作り方】
1. ミニトマトは半分に切り、ニンニクは薄切りにして芯をとる。豚肉は筋切りをして塩・こしょう各少々をふり、薄力粉を薄くまぶす。

2. フライパンを中火で熱して半量のごま油を入れる。豚肉を入れて2分ほど焼き色がつくまで焼く。裏返して強めの弱火にし、さらに2〜3分焼く。取り出してアルミホイルなどで包んでおく。

3. フライパンに残りのごま油を追加し、ニンニクとトマトを加えてさっと炒め、Aとホイルに出てきた肉汁を加えて軽く煮詰める。

4. 器に豚肉を盛り、レモンのスライスをのせて3のソースをかける。こしょうとパセリのみじん切りをふる。

＼ ポイント食材 ／
生姜

野菜たっぷりキーマカレー。

【材料（4人分）】
玉ねぎ …… 1個
にんじん …… 1本
合いびき肉 …… 200g
ニンニク …… 1片
生姜 …… 1片
A┌ トマト …… 1個
　│ レーズン …… 30g
　│ プレーンヨーグルト
　│ 　…… 50g
　│ 水 …… 100㎖
　└ コンソメ …… 小さじ1
サラダ油 …… 大さじ1
カレー粉 …… 大さじ1
カレールウ …… 20〜40g
塩 …… 適量
赤米入りご飯 …… 茶碗4杯分

【作り方】
1. 玉ねぎ、ニンニク、生姜はみじん切り、にんじん、トマトはすりおろす。

2. フライパンを中火で熱し、サラダ油、ニンニク、生姜を入れ炒める。香りがしてきたら玉ねぎを加えて炒める。

3. 玉ねぎが透き通ってきたらフライパンに広げ、そのまま3〜4分ほど焼く。底の方に焼き色がついたら水大さじ1（分量外）を加えて鍋底から焦げをとるように全体を混ぜる。玉ねぎが飴色になるまで2〜3回繰り返して炒める。

4. にんじん、ひき肉を加えて炒め、ひき肉の色が変わったらカレー粉を加えて炒める。Aを加え、ふたをして弱火で10分煮込む。

5. 火を止めてカレールウを加えて溶かし、再度火にかけ、とろみがつくまで混ぜる。味をみて必要なら塩で味を調える。

生姜おかかご飯。

＼ ポイント食材 ／
生姜

【 材料（4人分）】
米 …… 2合
生姜 …… 25g
かつお削り節 …… 4g
A ┌ 醤油 …… 大さじ 1/2
　├ みりん …… 大さじ 1/2
　└ 塩 …… 小さじ 1/2

【 作り方 】
1. 米は洗って浸水しておく。生姜は千切りにする。

2. 米を炊飯器に入れ、分量まで水を加え、A を加えて混ぜる。上に生姜とかつお削り節をのせて炊く。

※鍋で炊く場合
米の水をよく切って鍋に入れ、水 360㎖（分量外）と A を加えて混ぜる。上に生姜とかつお削り節をのせてふたをする。火にかけて沸騰したら弱火で 13 ～ 15分炊く。火を止めて 10分蒸らす。

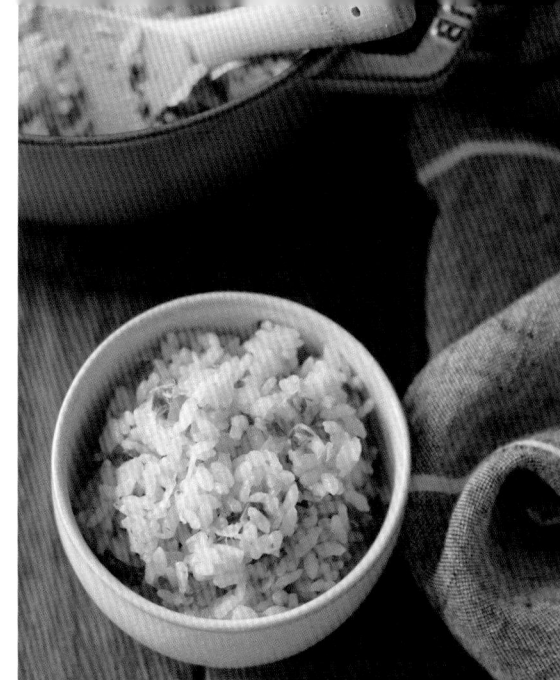

＼ ポイント食材 ／
トマト

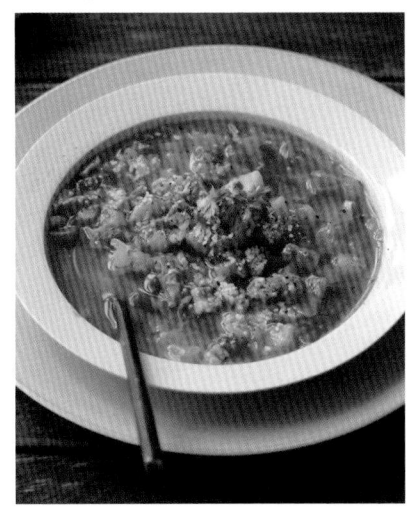

たっぷり野菜スープ。

【 材料（4人分）】
ベーコン …… 50g
トマト …… 50 ～ 100g
ひよこ豆、玉ねぎ、じゃがいも、セロリ、にんじん、キャベツなどお好みの野菜
　…… 300g 程度
オリーブオイル …… 適量
水 …… 400㎖（※野菜＋ベーコンの具材と同量）
塩・こしょう …… 各適量

【 作り方 】
1. お好みの野菜とベーコンを 5㎜程度の角切りにする。

2. 厚手の鍋にオリーブオイルを入れて 1 を炒める。

3. 具材と同量の水を加えてふたをして、弱火で 30分以上煮込む。塩・こしょうで味を調える（火を止めて 1時間以上おいてから食べると野菜の甘さが出てコンソメいらずの味に）。

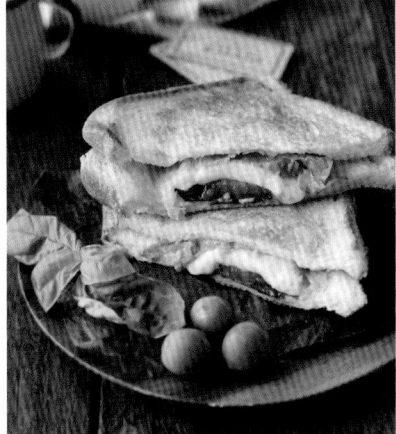

モッツァレラとトマトのフライパンホットサンド。

＼ ポイント食材 ／
トマト

【 材料（2人分）】
食パン（8枚切り）…… 2枚
生ハム …… 1枚（約 10g）
モッツァレラチーズ
　…… 1/4個
トマト（輪切り）
　…… 1/6個
バジルの葉 …… 1枚
バター …… 10g

【 作り方 】
1. 食パン 1枚に、生ハム、モッツァレラチーズ、トマト、バジルの葉を順に重ねる。

2. フライパンを中火で熱し、温まったら弱火にして半量のバターを入れる。具をのせた食パンを入れ、上にもう 1枚の食パンを重ね、フライ返しで軽く押しながら 2 ～ 3分焼き色がつくまで焼く。

3. フライ返しでパンを持ち上げて残りのバターを入れてなじませ、パンを裏返して同様に焼く。焼き色がついたら完成。

ニラ玉スープ。

＼ ポイント食材 ／
ニラ

【材料（2人分）】
ニラ …… 5本
もやし …… 50g
温泉卵 …… 2個
水 …… 400mℓ
鶏ガラスープのもと
　　…… 小さじ2〜3
オイスターソース
　　…… 小さじ1

【作り方】
1. ニラは3〜4cm幅に切る。

2. 鍋に水、鶏ガラスープのもとを入れて火にかける。沸騰してきたらもやしとニラを加えて1分ほど煮る。オイスターソースを加える。

3. 器に盛り、温泉卵を入れる。

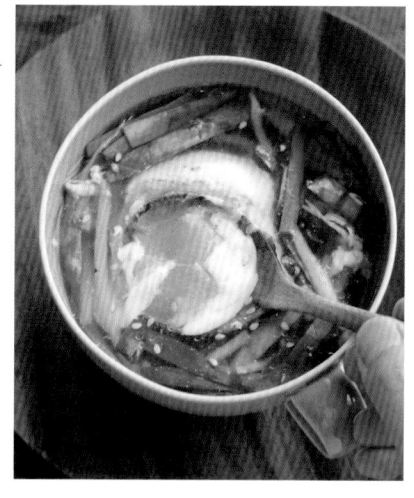

とうもろこしの
ピリ辛そぼろ炒め。

＼ ポイント食材 ／
コチュジャン
（唐辛子味噌）

【材料（2人分）】
とうもろこし …… 1本
豚ひき肉 …… 130g
ニンニク（みじん切り）
　　…… 1片
サラダ油 …… 小さじ1強
　┌ 砂糖 …… 小さじ1
　│ 味噌 …… 小さじ1
A│ 酒 …… 小さじ1
　│ コチュジャン
　└ 　…… 小さじ1/2

【作り方】
1. とうもろこしは皮とヒゲを除き、長さを半分に切る。縦にして包丁で実を削ぐ。

2. フライパンを中火で熱し、サラダ油を加える。ひき肉を広げて加えてニンニクを入れ、動かさずにじっくりと焼く。底の方に焼き色がついたら返し、炒める。

3. ひき肉の色が変わったら1を加えて炒める。とうもろこしが濃い黄色になったらAを加えて炒め合わせる。

4. 器に盛り、お好みでチリパウダーをふり、刻んだパクチーをのせる。

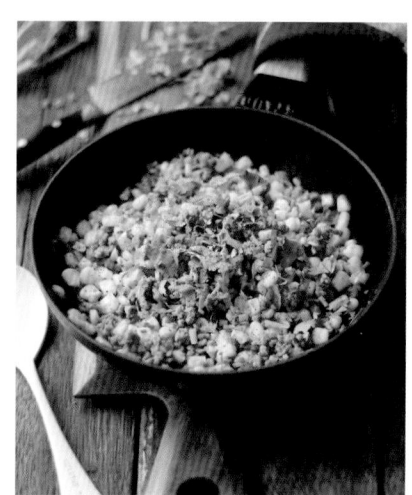

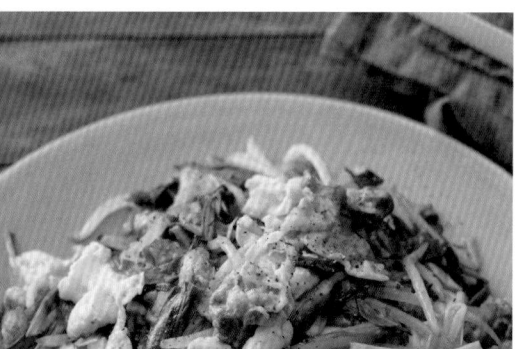

豚ニラ卵炒め。

＼ ポイント食材 ／
ニラ

【材料（2人分）】
豚バラ薄切り肉 …… 150g
ニラ …… 1束（200g）
卵 …… 2個
もやし …… 100g
めんつゆ（2倍濃縮）
　　…… 大さじ1
ごま油 …… 大さじ1
塩 …… 適量
黒こしょう …… 適量

【作り方】
1. 豚肉はひと口大に切り、めんつゆをもみ込む。ニラは3〜4cm長さに切る。

2. 卵をよく溶く。フライパンを中火で熱して半量のごま油を加えて卵を流し入れてゆっくりと混ぜ、火が通ったら取り出す。

3. フライパンに残りのごま油を加え、1の豚肉を広げるようにして並べる。焼き色がついたら裏返し、火が通ったら取り出す。

4. フライパンにもやしを加えて炒め、塩少々を加え、さらに炒める。

5. 4にニラを加え、3を戻し入れて炒め合わせる。2を入れてざっと混ぜる。黒こしょうをふる。

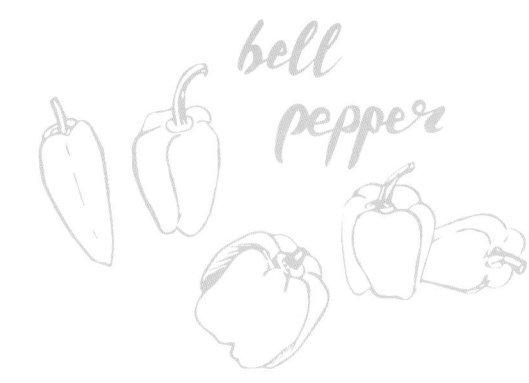

Column 05.

夏バテ 〜がんばるカラダに〜

食欲が落ちる→夏バテ、の悪循環

　夏の暑さが続くと、なんとなく体がだるくなったり、食欲がなかったり…。夏の暑さと湿度の高さが原因で起こる体の不調の総称が"夏バテ"です。一番夏バテしやすいのは、少しずつ涼しくなってくる夏の終わりから秋口にかけてかもしれません。暑さの盛りの真夏は、暑いなら暑いなりに体も対応できたりするのですが、秋口は暑さが厳しい日もあれば、急に涼しい日があったりして、気温の変化が激しいと体がついていけません。ちょうどそれと同じ状態が、暑い外気と涼しいクーラーの部屋の行き来を繰り返すことでも起こります。この場合も、気温の変化に体がついていけずに、夏バテの原因になってしまいます。

　夏バテで特に症状が出やすいのが食欲。暑くなるとすぐに食欲が落ち、さっぱりしたものばかりを食べてしまって食事が偏り、それによって体調が悪くなり、さらに食欲が落ちるという悪循環に陥ってしまうことも。暑いからといって冷たいものを食べ過ぎてしまうと内臓が冷える原因にもなり（「夏の冷え」< P20 >参照）、ますます食欲が落ちてしまうのです。

"量より質"の食事で栄養をつける

　夏バテの症状が気になったら、胃腸に優しくて栄養価の高いものをとりましょう。食欲がなくなり、つい冷たいめん類に偏りがちになった時には、量より質に重点をおくこと。豚肉やうなぎなどのビタミンB群や、梅干しなどのクエン酸の補給がおすすめ。ビタミンBは糖質をエネルギーに替えてくれます。また、クエン酸は酸味でさっぱりと食べられる効果はもちろん、胃液の分泌も促します。

　豆腐などの豆類、長いもなども疲労回復に効果的。そしてなすやピーマンなどの夏野菜は水分も多く、ビタミンやミネラルも豊富で、体の熱も冷ましてくれます。野菜や肉が入った具だくさんスープなど、1食に1品は温かいものを食べるようにして体を冷やさないように気をつけましょう。

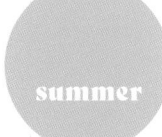
summer

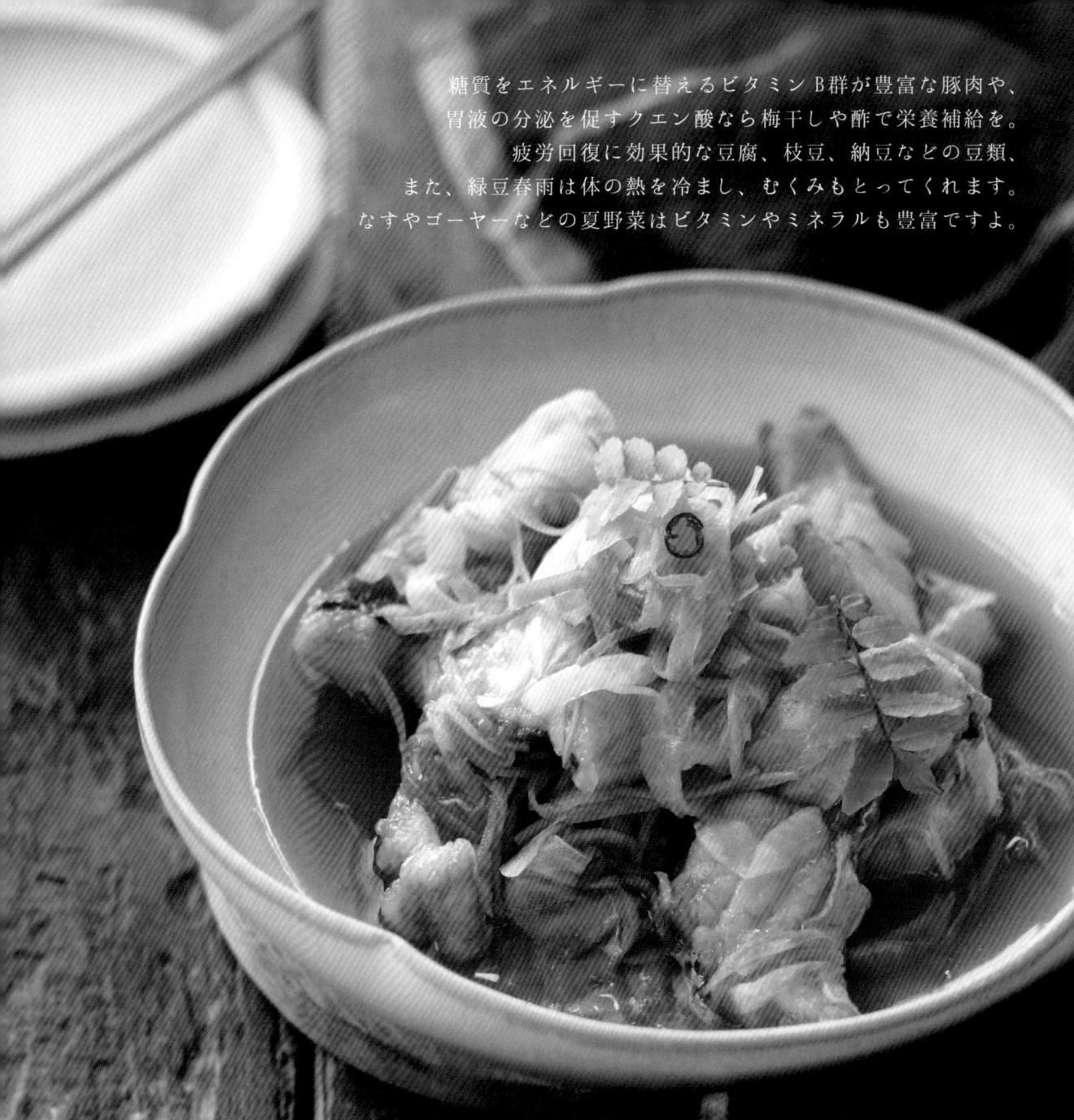

糖質をエネルギーに替えるビタミンB群が豊富な豚肉や、
胃液の分泌を促すクエン酸なら梅干しや酢で栄養補給を。
疲労回復に効果的な豆腐、枝豆、納豆などの豆類、
また、緑豆春雨は体の熱を冷まし、むくみもとってくれます。
なすやゴーヤーなどの夏野菜はビタミンやミネラルも豊富ですよ。

南蛮漬け。

【 材料 (作りやすい分量) 】

魚 (サバ、鮭、サワラなど)
　…… 2切れ
玉ねぎ …… 1/2個
にんじん …… 1/8本
セロリ …… 1/8本

A
水 …… 80 〜 100mℓ
酢 …… 大さじ 3
砂糖 …… 大さじ 2
醤油 …… 大さじ 1と1/2
昆布 …… 3cm角 1枚
赤唐辛子 (輪切り)
　…… 適量

＼ ポイント食材 ／

酢

【 作り方 】

1. 耐熱ボウルにAを合わせ、ラップをして
電子レンジ (600W) で2分ほど加熱する。

2. 玉ねぎ、にんじん、セロリなど、お好み
の野菜を千切りにして入れる。

3. 焼いたり片栗粉 (分量外) をまぶして揚げ
たりした魚を漬け込む。

白だしで作る、ゴーヤーチャンプルー。

＼ ポイント食材 ／
ゴーヤー、
豚肉

【材料（2人分）】
ゴーヤー …… 1/2本
豚薄切り肉 …… 100g
木綿豆腐 …… 1/2丁
卵 …… 1個
A┌ 酒 …… 小さじ1
 └ 塩・砂糖 …… 各少々
サラダ油 …… 小さじ2〜3
白だし …… 小さじ1〜2
かつお削り節
　…… ひとつまみ

【作り方】
1. 豆腐はしっかりと水切りをする。

2. ゴーヤーは縦半分に切って種とワタを除き、少し厚めにスライスする。豚肉はひと口大に切り、Aをもみ込む。

3. フライパンに半量の油を加え、豆腐を手でひと口大に崩して加える。表面にこんがり焼き色がついたら、塩少々（分量外）を加えて一度取り出す。

4. フライパンに残りの油を加えて、豚肉を焼く。豚肉を裏返して焼いたら、ゴーヤーも加えてさらに炒める。

5. ゴーヤーに火が通ったら豆腐を戻し、白だしで味を調える。溶き卵を回し入れてゆっくりとかき混ぜて火を通す。最後にかつお節をかける。

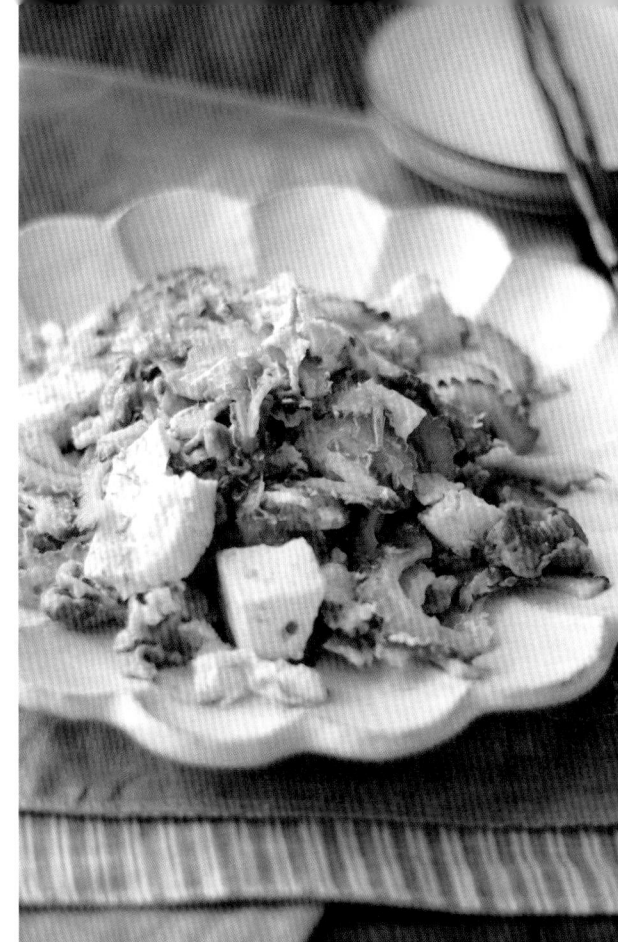

＼ ポイント食材 ／
ピーマン

なすとピーマンの肉味噌炒め。

【材料（2人分）】
なす …… 2本
ピーマン …… 1個
サラダ油
　…… 大さじ1と1/2
鶏ひき肉 …… 50g
A┌ 酒（または水）
 │ 　…… 大さじ1
 │ 味噌 …… 大さじ1
 └ 砂糖 …… 大さじ1
醤油 …… 小さじ1前後

【作り方】
1. なすは長さを半分に切って、それぞれ縦8等分にして水にさらす。ピーマンは種をとって細長い乱切りにする。

2. フライパンを熱してサラダ油を加え、しっかりと水気を切ったなすを加える（皮目から焼くと色がきれいに出る）。

3. 皮の色が鮮やかになったらピーマンを加えて炒め、一度取り出す。

4. フライパンをサッと拭き、鶏ひき肉とAを加えてよく混ぜてから中火にかける。加熱しながら、ぼろぼろのそぼろ状になるまでよく混ぜる。

5. 3をフライパンに戻して炒め合わせ、醤油で味を調える。

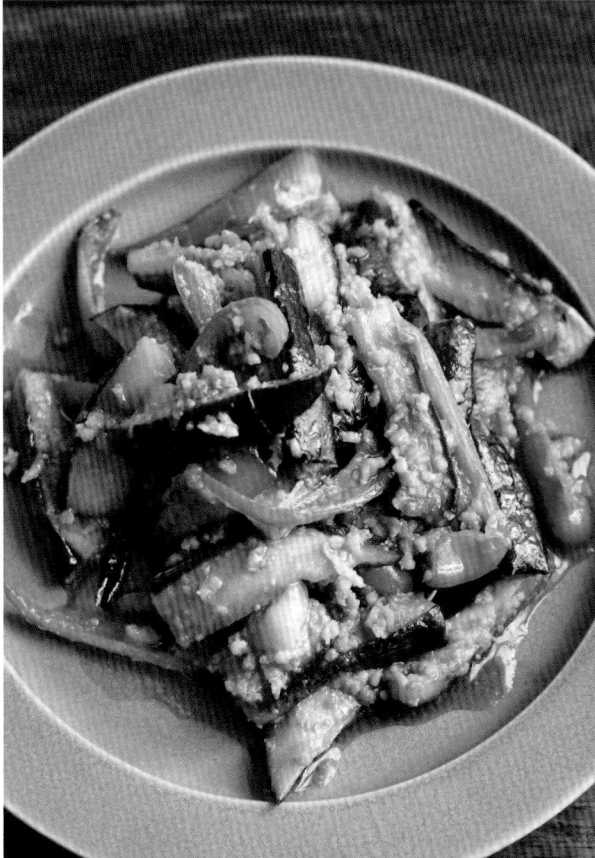

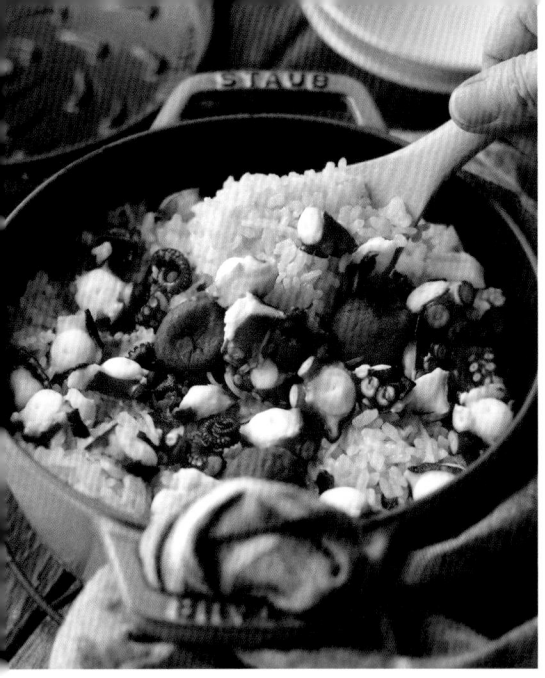

梅タコ飯。

＼ ポイント食材 ／
タコ、梅干し

【材料（4人分）】
米 …… 2合
タコ（茹でたもの）…… 200g
梅干し …… 3個
生姜 …… 1片
めんつゆ（2倍濃縮）…… 50㎖

【作り方】
1. タコは大きめのひと口大に切り、生姜は千切りにする。

2. 米は洗って炊飯器に入れ、めんつゆ（2倍濃縮）を加えてから2合の目盛りまで水を加えてざっと混ぜる。

3. 上に生姜、タコ、梅干しをのせて炊く。

※鍋で炊く場合
米は洗って30分ほど浸水させ、ザルにあげて水気をよく切る。めんつゆと水310㎖を混ぜ合わせて加える。上に生姜、タコ、梅をのせてふたをして中火にかける。沸騰してきたら弱火で13〜15分加熱する。火を止めて10分蒸らす。

＼ ポイント食材 ／
春雨

春雨サラダ。

【材料（4人分）】
春雨（乾燥 ※熱湯で戻すもの）
　…… 30g
もやし …… 50g
きゅうり …… 1/2本
ハム …… 2枚
卵 …… 1/2個分
A ┌ めんつゆ（2倍濃縮）
　│ 　…… 小さじ2
　│ ポン酢 …… 小さじ2
　│ ごま油 …… 小さじ2
　└ いりごま（白）…… 小さじ1

【作り方】
1. 春雨は熱湯に入れて5分おき、湯を切って食べやすい大きさに切る。

2. 卵をよく溶く。フライパンを中火で熱して薄くサラダ油をひき、卵を流し入れてフライパンを回しながら全体に広げる。周囲と底が固まったら裏返す。取り出して冷まし、細切りにする。

3. きゅうりは千切りにして塩少々（分量外）でもんで水分を絞る。ハムは千切り、もやしは茹でる。

4. 1、2、3をAで和える。

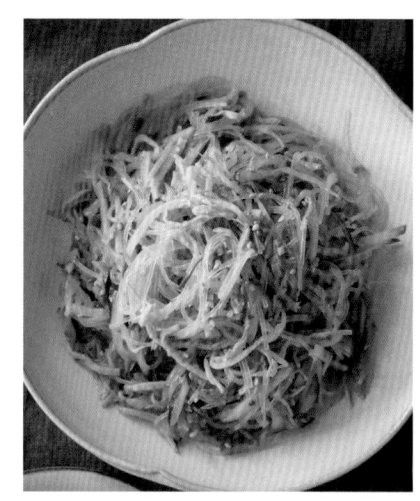

とうもろこしの和風ポタージュ。

【材料（4人分）】
とうもろこし …… 1本
水 …… 200㎖
豆乳 …… 150〜200㎖
白だし …… 小さじ2〜3

＼ ポイント食材 ／
とうもろこし

【作り方】
1. とうもろこしは皮をむいて長さを2〜3等分に切り、縦にして包丁で実を削ぐ。

2. 鍋にとうもろこしと芯、水を入れて火にかける。沸騰したら弱火にして20〜30分煮る。

3. 芯を取り除き、ミキサーにかけて裏ごしする。

4. 3に豆乳を加え、白だしで味を調える。

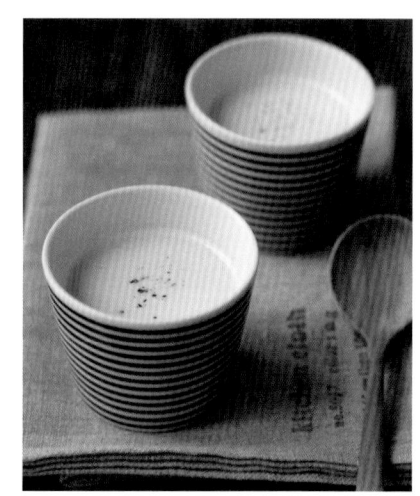

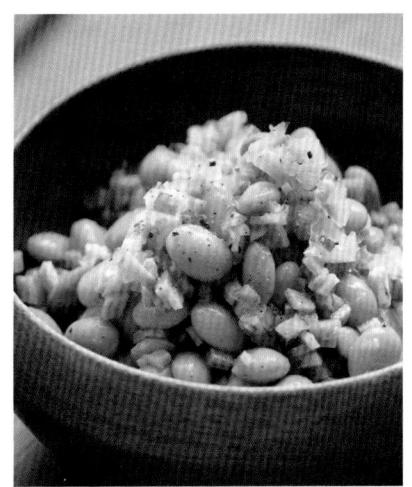

枝豆とハムのマリネ。

【材料（3〜4人分）】
枝豆（さや付き）…… 約200g
紫玉ねぎ …… 1/4個
ハム …… 2枚
オリーブオイル …… 大さじ2
塩・こしょう …… 各適量

\ ポイント食材 /
枝豆

【作り方】
1. 枝豆は塩茹でし、さやから出す（この状態で約100g）。紫玉ねぎとハムはみじん切りにする。

2. 保存用器に枝豆、玉ねぎ、ハムを入れ、オリーブオイル、こしょうを混ぜ、塩で味を調える。冷蔵庫で一晩おいて味をなじませる。

\ ポイント食材 /
納豆

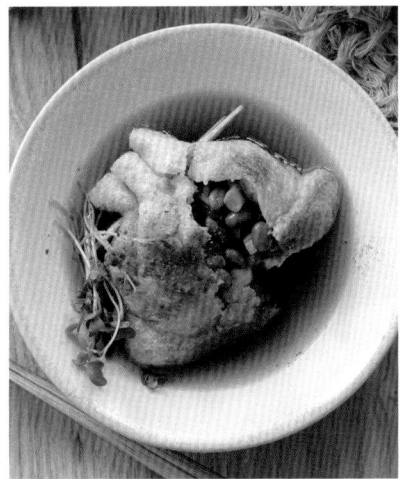

納豆きつね焼き。

【材料（2人分）】
納豆 …… 1パック
油揚げ …… 1枚
青ネギ …… 3〜4本
ごま油 …… 小さじ1
めんつゆ（2倍濃縮）…… 25mℓ
水 …… 50mℓ
ブロッコリースプラウト
　　…… 適量

【作り方】
1. 青ネギは小口切りにする。油揚げは半分に切って口を開く。納豆は付属のタレと青ネギを加えて混ぜる。

2. 油揚げに納豆を詰め、爪楊枝で口を閉じる。

3. フライパンを中火で熱してごま油を加え、2を両面に焼き色がつく程度まで焼く。器に盛り、水で割っためんつゆをかける。ブロッコリースプラウトを添え、お好みで七味唐辛子をふる。

枝豆ご飯。

【材料（4人分）】
枝豆（さや付き）…… 150g
米 …… 2合
しらす …… 30g
みりん …… 小さじ2
塩 …… 小さじ1
いりごま（白）…… 適量

【作り方】
1. 米は洗って浸水しておく。枝豆は洗って耐熱ボウルに入れてラップをし、電子レンジで1分ほど加熱し、冷水にとる。さやから実を出す（※加熱することで実が取り出しやすくなる）。

2. 炊飯器に米を入れて、分量まで水を加え、みりん、塩を加えて混ぜる。上にしらすと枝豆をのせて炊く。いりごまを加えて混ぜる。

※鍋で炊く場合
米の水をよく切って鍋に入れ、水360mℓ、みりん、塩を加えて混ぜる。上にしらすと枝豆をのせてふたをする。火にかけて沸騰したら弱火で13〜15分炊く。火を止めて10分蒸らす。いりごまを加えて混ぜる。

\ ポイント食材 /
枝豆

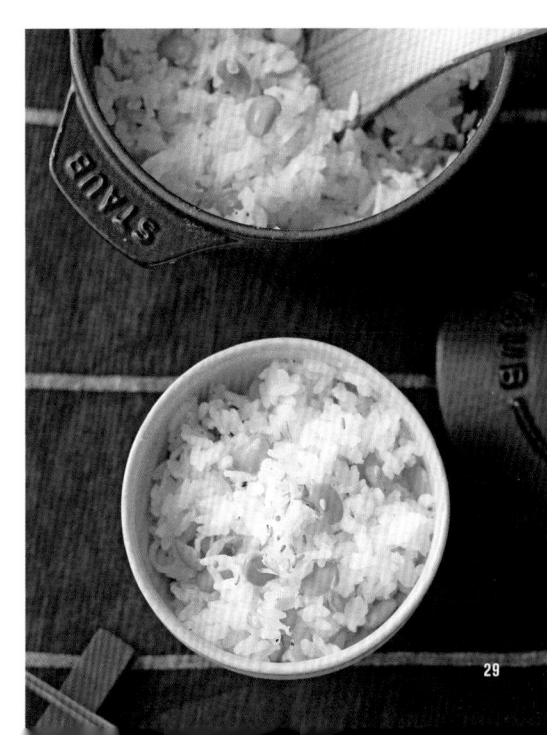

罪悪感の少ない **おやつ**

体のことを思うとおやつを食べることに罪悪感が…となりがちですね。
そこで、ヘルシーで簡単に手作りできるおやつやデザートを集めました。
子どもも大人も思わずニッコリ、気軽に作れるものばかりです。

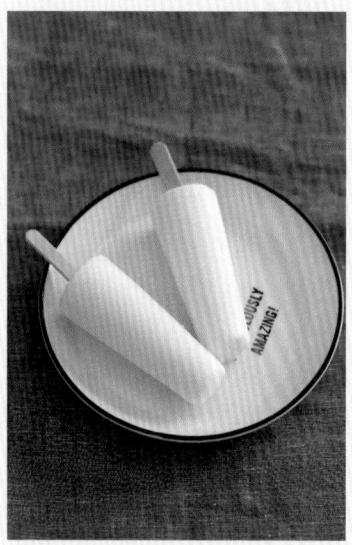 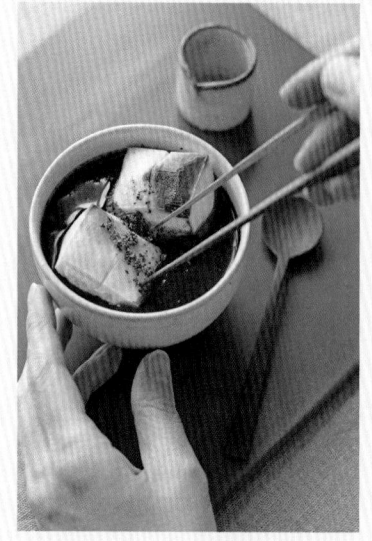 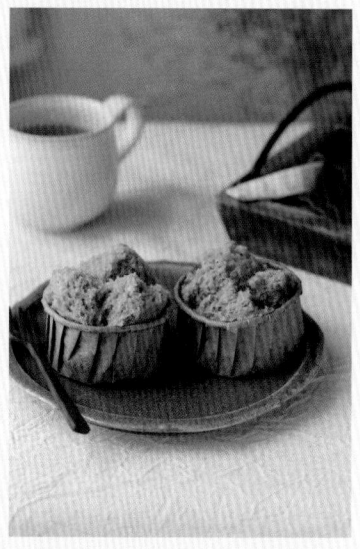

ミルクアイスバー。

【材料（4人分）】
牛乳 …… 300㎖
コンデンスミルク …… 100g

【作り方】
1. ボウルにコンデンスミルクを入れて牛乳を少しずつ加えてよく混ぜる。

2. アイスバー用の容器に1を流し入れ、棒を刺して冷凍庫で冷やし固める。アイスバーの容器がなければ、製氷皿などに入れてキューブアイスにしても。

ごまあんお汁粉。

【材料（4人分）】
ねりごま（黒）…… 30g
あんこ …… 200g
水 …… 200g
塩 …… ひとつまみ
切り餅 …… 4個
すりごま（黒）…… 適量

【作り方】
1. 鍋にねりごまとあんこを入れ、水を加えて混ぜる。中火にかけて混ぜながら温め、塩で味を調える。

2. 切り餅は半分に切り、トースターやグリルで焼く。

3. 器に1を盛り、2の切り餅を入れる。すりごまをふる。

蒸しパン。

【材料（4〜6個分）】
　┌ 薄力粉 …… 100g
A│ ベーキングパウダー …… 小さじ1/2
　└ 重曹 …… 小さじ1/4
黒糖 …… 60g
水 …… 100㎖
サラダ油 …… 大さじ1

【作り方】
1. Aを合わせてふるい、黒糖を加えて泡だて器で混ぜる。

2. 水を加えて混ぜ、粉っぽさが少し残るくらいでサラダ油を加えて混ぜる。混ぜ過ぎないこと。

3. 型の8分目まで流し入れる。蒸気の上がった蒸し器で強火で8〜10分蒸す。

お豆腐チーズケーキ。

【 材料（18×9×6cmパウンド型1台分）】
木綿豆腐 …… 300g　　　　卵 …… 1個
クリームチーズ …… 100g　　薄力粉 …… 20g
生クリーム …… 大さじ2　　A[ビスケット …… 40g
砂糖 …… 50g　　　　　　　 [バター …… 15g

【 作り方 】
1.ビスケットは厚手のビニール袋に入れて
めん棒などで叩いて細かくし、溶かしバ
ターを加えて混ぜる。オーブンシートを敷
いた耐熱容器にスプーンの背で押し付けな
がら敷き詰める。

2. ボウルに豆腐を入れて泡だて器で滑らか
になるまでよく混ぜる。

3. 別のボウルに室温に戻して（またはレン
ジにかけて）柔らかくしたクリームチーズ
を入れて、滑らかになるまで泡だて器でよ

く混ぜ、砂糖、生クリーム、卵、2の豆腐
を順に加えて混ぜる。薄力粉をふるい入れ
て混ぜる。

4. 型に流し入れて平らにならし、170℃に
予熱したオーブンで40分焼く。粗熱がとれ
たら冷蔵庫で一度冷やすとしっかりと生地
が落ち着く。

※スクエア型などで薄めに焼いてもOK。
その時はビスケット生地（A）を倍量にして、
焼き時間を少し短めにする。

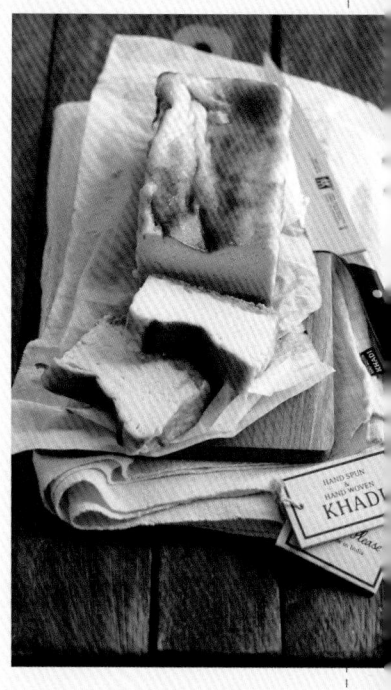

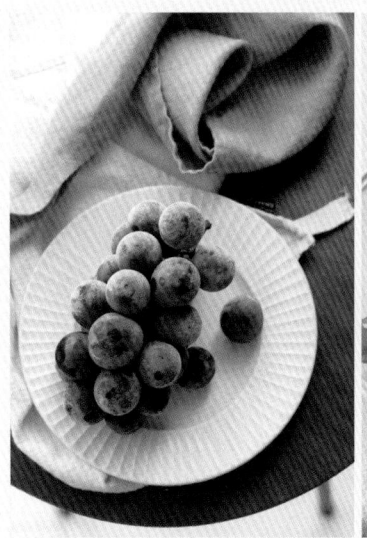
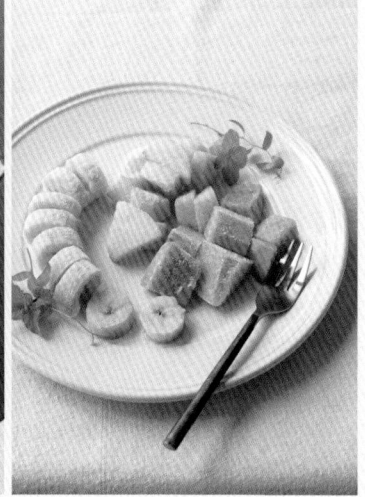

フローズンフルーツ。

【 材料（作りたい分だけ）】
ぶどう、バナナ、マンゴーなど、お好みの分
量で。

【 作り方 】
ぶどう
洗って水分を拭く。
そのまま冷凍する。
（食べる時は皮が溶
けるくらいの室温に
おいてから食べる
か、流水をかけると
皮がむきやすくなり
ます）

バナナ（マンゴーな
ども同様）
皮をむいてひと口大
にカットし、バット
などに平らに並べて
冷凍庫へ。
（甘さが少ないもの
は、表面に砂糖やは
ちみつをかけてから
凍らせても）

豆あられ。

【 材料（作りやすい分量）】
煎り大豆 …… 50g
砂糖 …… 大さじ2
水 …… 小さじ1

【 作り方 】
1.フライパンに砂糖と水を入れて火にかけ、砂糖
が溶けて泡立ってきたら煎り大豆を入れる。

2.全体をよく混ぜながら火にかける。砂糖が白く
結晶化してきたら火を弱め、カラッと水っぽさが
なくなるまで全体を混ぜる。

3.オーブンシートにくっつかないように広げて冷
ます。

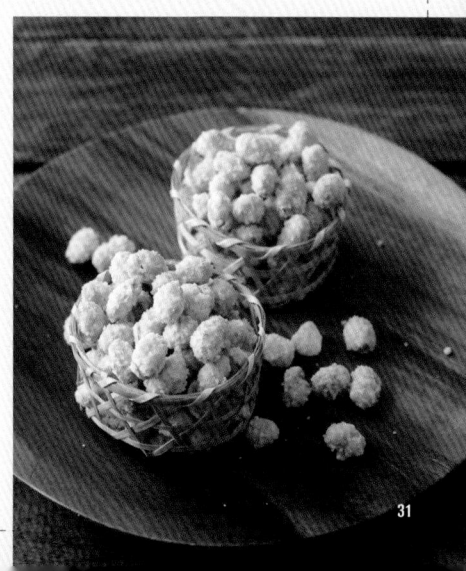

Column 06.

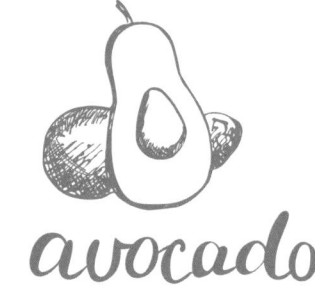

avocado

不眠 〜寝つけない夜には〜

スムーズに眠るポイントは寝る前の体温

　寝つきが悪い、夜中に目が覚める、熟睡できないなど、不眠の症状にもいろいろありますが、しっかり眠ることができないと体も心も疲れがとれません。人は体や脳を休めるために睡眠をとります。そのため、寝ている間は代謝も抑えられ、体温も起きている時より少し下がった状態になります。「寝つき」をよくするためには、この睡眠時の体の状態にいかに早くもっていけるかというのがポイントになります。

　眠い時の赤ちゃんを抱いていると、寝入りばなに手足が温かくなることに気がつきます。これは手足の血管から熱を放出して体の深部体温を下げているから。皮膚温が上がり深部体温が下がった時、スムーズに眠りに入ることができるのです。ですから、寝る前に体を温めることが大切。夕方に軽い運動をしたり、ぬるめのお風呂に入ったり、温かい飲み物を飲むと手足が温まり、眠りに入りやすくなります。また、興奮したり、気持ちが高ぶっていると寝つきが悪くなるので、リラックスした状態になることもよく眠れるために大切です。

寝つきがよくなる食べものや食べ方

　カフェインを含むお茶やコーヒーを飲むとなかなか眠れなくなります。忘れがちなのがココアやチョコレート。原料のカカオにもカフェインが含まれています。寝る前に口にするのはノンカフェインのものを選びましょう。興奮を抑えて寝つきをよくする食べものは、大豆や豆製品、肉や魚などのタンパク質、乳製品やバナナ、アボカドなど。これらには、睡眠を促すホルモンを作る成分が多く含まれているといわれています。

　和食なら焼き魚、納豆、味噌汁、洋食ならチーズトースト、アボカドのサラダ、バナナヨーグルトといったメニューも眠りにとっていいですね。晩ご飯は寝る2時間前までに済ませ、夜遅く食べる時は、消化の良いものを少なめにとりましょう。夕方に軽くパンやおにぎりを食べ、夜の食事量を減らす「分食」もおすすめです。

autumn

睡眠を促すホルモンを作る成分（トリプトファン）が
多く含まれているといわれている、乳製品、大豆製品、バナナ、
クルミなどのナッツ類を積極的にとり入れてみましょう。
動物性タンパク質の中でも一緒にとるとよいとされる
ビタミン B₆が豊富な鶏むね肉、鮭がおすすめです。
レタスにはまた別の眠りを促す成分があります。

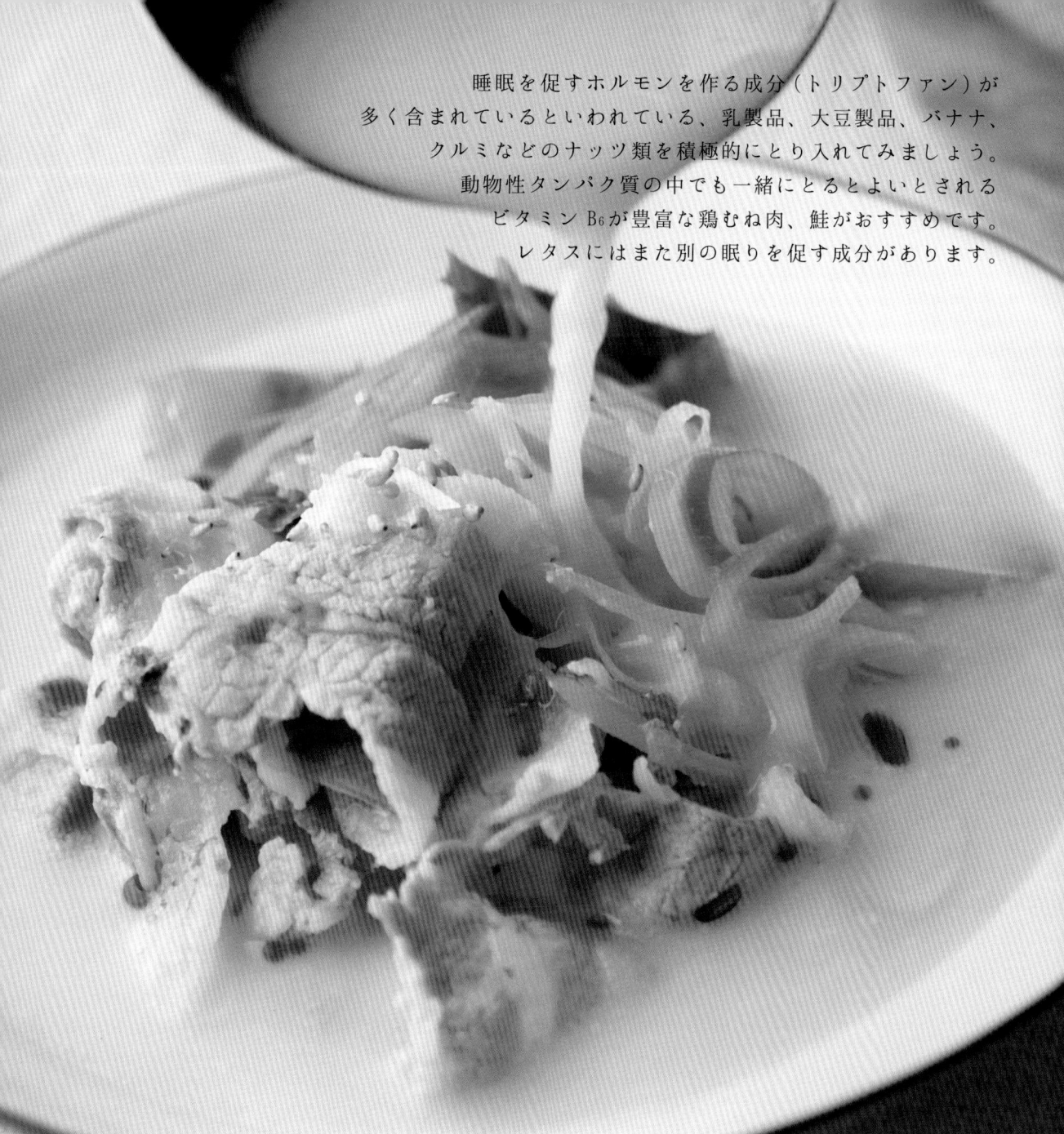

\ ポイント食材 /

レタス、豆乳

ネギ豚レタスの豆乳しゃぶしゃぶ鍋。

【材料（2人分）】
豚薄切り肉（しゃぶしゃぶ用）
　……200g
レタス …… 1/2個
長ネギ …… 1本
豆乳 …… 400㎖
水 …… 400㎖
白だし …… 大さじ4

【作り方】
1. レタスは食べやすい大きさに切る。長ネギは斜め薄切りにする。野菜と豚肉を皿に盛り付ける。

2. 鍋に水と豆乳と白だしを入れて火にかけ、温める。

3. 沸騰してきたら火を弱め、豚肉、レタス、長ネギをくぐらせて加熱しながらいただく。お好みでごまやラー油、すだちを添えても。

鶏むね肉の
スティック唐揚げ。

【材料】(4人分)

鶏むね肉
　……2枚(約500g)
ニンニク……1/2片

A
　塩……小さじ1/2
　砂糖
　　……小さじ1/4
　酒……大さじ2

卵……1個
片栗粉・薄力粉
　……各大さじ5〜6
揚げ油……適量

＼ポイント食材／

鶏むね肉

【作り方】

1. 鶏肉は棒状に切り、すりおろしたニンニクとAをよくもみ込んで15分以上おく。

2. 1の鶏肉に溶き卵を加えて混ぜる。

3. 別のボウルに片栗粉と薄力粉を混ぜ、鶏肉にたっぷりとまぶす。手でぎゅっと握ってしっかりと粉をつけ、180℃の油で揚げる。

4. お好みで、大根おろし(汁ごと)＋めんつゆ(濃縮タイプ)＋七味唐辛子のおろしダレを添える。

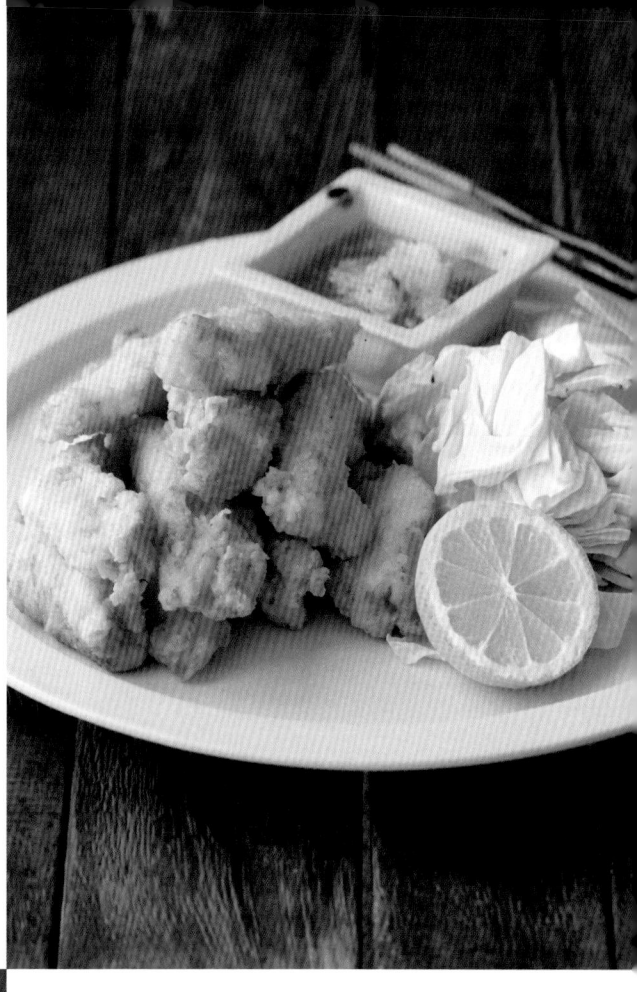

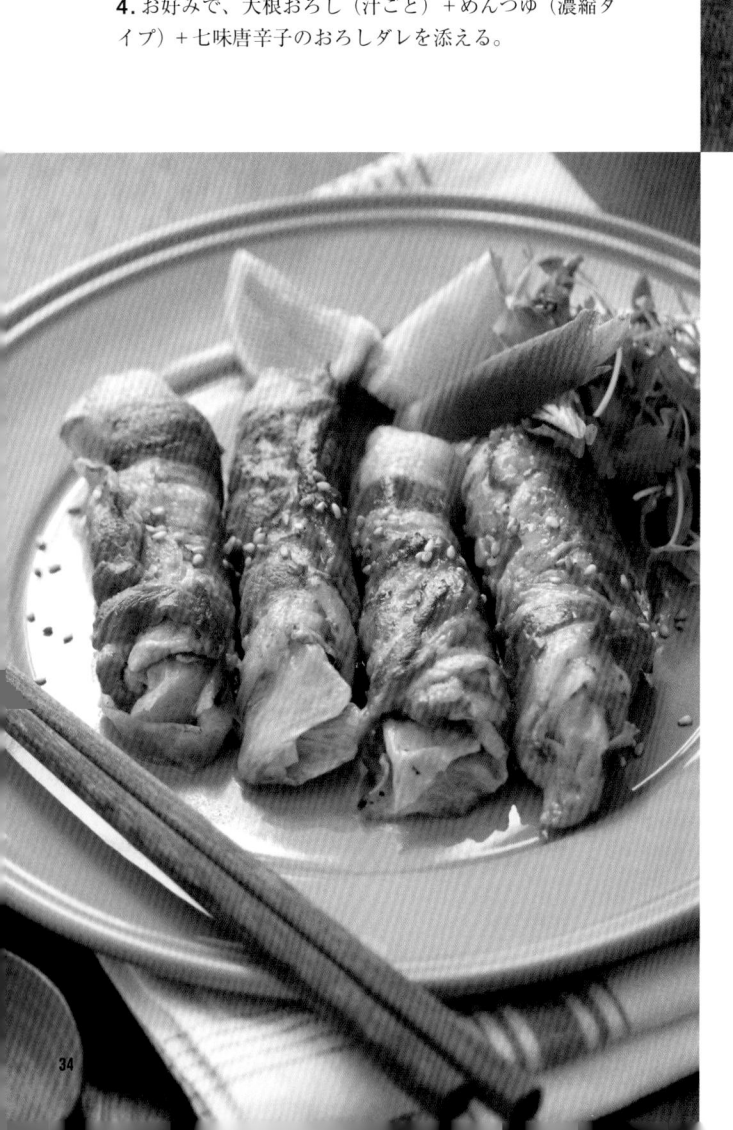

肉巻きレタス。

【材料】(2人分)

豚薄切り肉(ロース)……200g

A
　塩……小さじ1/2
　砂糖……小さじ1/4
　酒……大さじ2

レタス……2〜3枚
サラダ油……適量
いりごま(白)・レモン……各適量

＼ポイント食材／

レタス

【作り方】

1. 豚肉にAを加えてよくもみ込み、15分ほどおく。レタスは大きめに手でちぎる。

2. 1の豚肉を1枚広げ、レタスをのせて巻く。同様にすべて巻く。

3. フライパンを熱してサラダ油を加え、2の巻き終わりを下にして焼く。焼き色がつくように最初は動かさず、じっくり焼きながら転がす。

4. 皿に盛り、ごまをふってレモンを添える。お好みで黒こしょうをふり、ポン酢でいただいても。

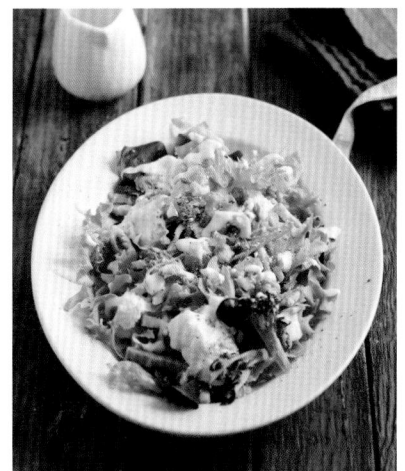

クルミとチーズのサラダ。

＼ ポイント食材 ／
チーズ、
クルミ

【材料 (2人分)】
レタス …… 適量
ベーコン …… 適量
モッツァレラチーズ …… 50g
クルミ …… 適量
A[
　粉チーズ …… 大さじ1
　マヨネーズ …… 大さじ1
　牛乳 …… 大さじ1
　塩 …… ひとつまみ
]
粉チーズ …… 適量
黒こしょう …… 少々

【作り方】
1. Aをよく混ぜ合わせる。

2. レタスはひと口大に手でちぎる。ベーコンは細切りにして、フライパンで焼く（または耐熱皿に広げてトースターで焼く）。

3. 器にレタスを盛り、手でひと口大に割ったモッツァレラチーズ、ベーコンをのせる。クルミを砕いてのせ、粉チーズ、黒こしょうをかける。

4. 食べる時にAのチーズソースをかける。

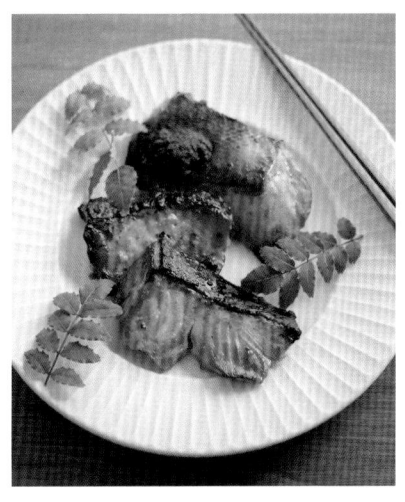

＼ ポイント食材 ／
鮭

鮭のはちみつ味噌漬け。

【材料 (2人分)】
鮭 …… 2切れ（約150g）
味噌 …… 30g
はちみつ …… 15g

【作り方】
1. 鮭はウロコをとって洗い、水気をよく拭き、半分に切る。

2. 鮭を保存容器に入れ、味噌とはちみつを混ぜたものを表面に塗る。冷蔵庫で一晩おく。

3. はちみつ味噌を軽く落とし、魚焼きグリルで7分前後焼く。はちみつ味噌が焦げやすいので中火で焼く。

＼ ポイント食材 ／
チーズ

ハムとチーズのポテトサラダ。

【材料 (4人分)】
じゃがいも
　…… 2個（250〜300g）
ハム …… 2枚（30g）
クリームチーズ …… 50g
A[
　砂糖 …… 小さじ1/2
　酢 …… 小さじ1/2
]
B[
　マヨネーズ …… 大さじ1
　牛乳 …… 大さじ1
]
塩 …… 適量
黒こしょう …… 適量

【作り方】
1. じゃがいもは皮をむいて8等分に切り、鍋に入れてかぶるくらいの水を加えてふたをし、火にかける。沸騰してきたら弱火で10〜15分茹でる。

2. ハムはひと口大に、クリームチーズは角切りにする。

3. じゃがいもが柔らかくなったら茹で汁を捨てて再度火にかけ、ふたをして鍋をゆすりながら水分を飛ばす（粉吹き芋を作るように）。熱いうちにAと、塩少々を加えて下味をつける。

4. 3にハム、クリームチーズ、Bを加えて和える。味をみて必要なら塩で味を調え、黒こしょうをふる。

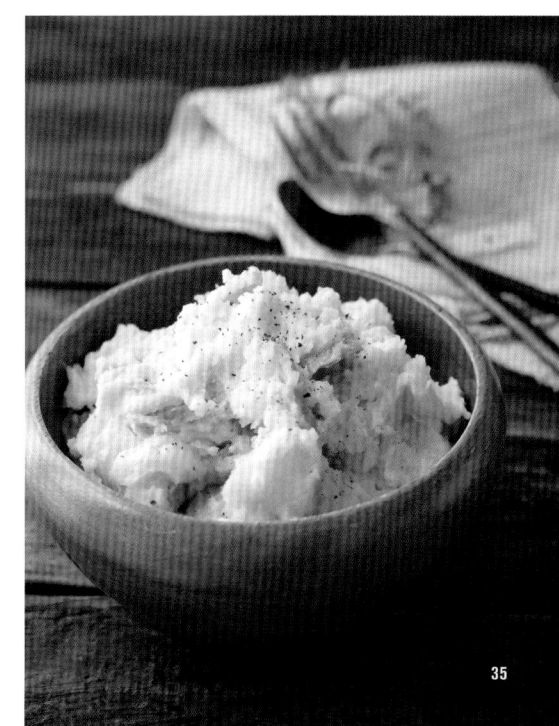

本格クラムチャウダー。

＼ ポイント食材 ／
牛乳

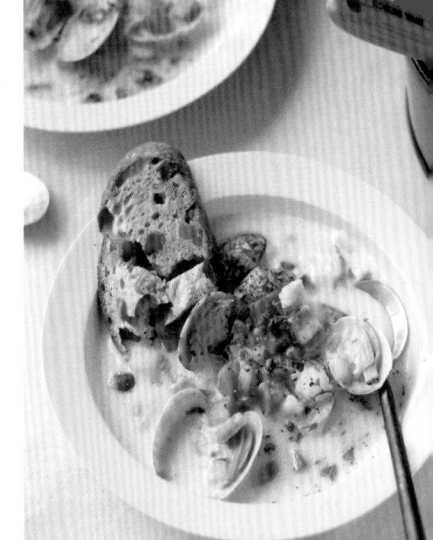

【材料（4人分）】
あさり …… 200g
厚切りベーコン …… 50g
玉ねぎ …… 1/4個
じゃがいも …… 1/2個
にんじん …… 1/4本
マッシュルーム …… 50g
白ワイン（または酒）…… 大さじ2
バター …… 30g
薄力粉 …… 大さじ1
水 …… 200mℓ
牛乳 …… 200mℓ
塩・こしょう …… 各適量

【作り方】
1. 3〜4%の塩水（水1カップに塩小さじ1程度）を入れた平らなバットにあさりを入れ、新聞紙などをのせて冷蔵庫に入れておく。砂抜きしたあさりは、水を捨ててバットなどに30分ほどあげておき、殻をこすり合わせるようにしてよく洗う。

2. ベーコンとマッシュルームは角切り、玉ねぎ、じゃがいも、にんじんは皮をむいて角切りにする。

3. 鍋を中火にかけ、バター10gを入れてあさりを炒める。白ワイン（または酒）を入れてざっと炒めたら水を加えてふたをする。沸騰したら強めの弱火にし、あさりの口が開くまで加熱する。

4. あさりの身を殻から外し、かぶるくらいの蒸し汁をかけておく（ふっくら感を保つ）。残りの蒸し汁を捨てずにとっておく。

5. 厚手の鍋を中火にかけ、残りのバターを加えて、ベーコン、玉ねぎ、マッシュルーム、にんじん、じゃがいもを順に加えてその都度よく炒める。ふるった薄力粉を少しずつ加えてさらに炒める。

6. 5の鍋に4でとっておいたあさりの蒸し汁を少しずつ加える。ふたをして時々混ぜながら5分煮る。

7. 牛乳を加え、沸騰したらごく弱火にしてさらに10分ほど煮る。4のあさりを蒸し汁ごと加え、塩・こしょうで味を調える。

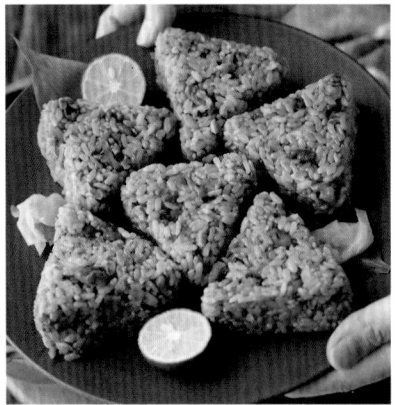

クルミご飯。

＼ ポイント食材 ／
クルミ

【材料（2人分）】
米 …… 2合
クルミ …… 80g
A［ 醤油 …… 大さじ1
　 みりん …… 小さじ2
　 塩 …… 小さじ1/2

【作り方】
1. 米2合を普通に水加減して、Aを入れて混ぜる。

2. 粗く刻んだクルミをのせて炊飯器で炊く。

＼ ポイント食材 ／
バナナ、
きなこ

バナナきなこトースト。

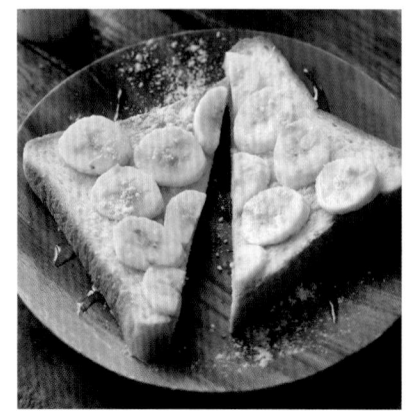

【材料（1人分）】
食パン …… 1枚
バナナ …… 小さいもの1本
きなこ …… 適量
バター …… 適量
メープルシロップ …… 適量

【作り方】
1. バナナは輪切りにする。

2. 食パンをトーストし、バターを塗る。

3. 2にバナナをのせてきなこをふりかけ、メープルシロップをかける。

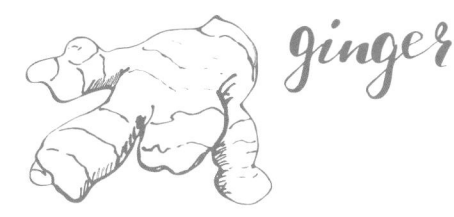
ginger

のどの痛みと咳 〜空気が乾燥してきたら〜

autumn

秋の果物や根菜はのどを潤してくれる

秋は気温が下がることに加えて大気が乾燥するので、鼻炎、のどの痛みや咳、喘息などの呼吸器症状が出やすい時。鼻やのどの粘膜は、体に細菌やウイルスが侵入するのを防ぐ免疫システムの第一関門。気温が高く、適度に潤った状態の時は十分機能を発揮できるのですが、秋になって大気が乾燥すると、鼻やのどの機能が落ちて、炎症を起こしやすく、細菌やウイルスも侵入しやすくなってしまいます。

こういった症状の出始めには、まずはのどを潤すこと。秋になるとお店で見かけるようになる梨や柿は、秋の果物の代表的存在。水分がたっぷりの瑞々しい梨は、のどを潤すのに役立つほか、咳や痰を抑えて、熱を下げる働きもあります。柿も、ビタミンAとCが豊富で、のどの粘膜を丈夫にして咳を抑えてくれます。

そして秋から冬にかけては、レンコンやいも類、大根などの根菜類も活躍してくる頃。根菜も、のどを潤すのに効果的なものが多いです。たとえばレンコンは、免疫力を高めるビタミンCや、炎症を抑える作用のあるタンニンが豊富です。

少し熱っぽいなと思ったら辛味の食材を

のどの痛みや咳は、悪化すると熱が出て風邪症状につながります。少し熱っぽいなと感じたら、秋の食材に辛味の食材をプラスすることもおすすめ。ネギや生姜、唐辛子などの香辛料もそうですが、大根や玉ねぎ、大葉、ニラなど、少し辛味を感じる野菜もいいですね。これらの食材は、弱ったのどや肺などの呼吸器の負担を軽くするほか、体を温める効果もあるのでより効果的です。また、はちみつは殺菌作用が高く、のどを潤して炎症を抑える効果がありますよ。食欲の秋といわれるだけあって秋はおいしいものがたくさんありますが、のどを潤すのに役立つ食材も混ぜてあげると、体にもうれしい秋の献立になりますね。

弱ったのどや、肺などの呼吸器の負担を軽くするには、
体を温める効果もある大根・ネギなどの少し辛みを感じる野菜、
また、免疫力を高めるビタミンCや炎症を抑える作用のある
タンニンが豊富なレンコン、刺激が少なく食べやすい豆腐もいいでしょう。
瑞々しい梨、咳を抑えてくれる柿、
炎症を抑えるはちみつなども手軽に取り入れられます。

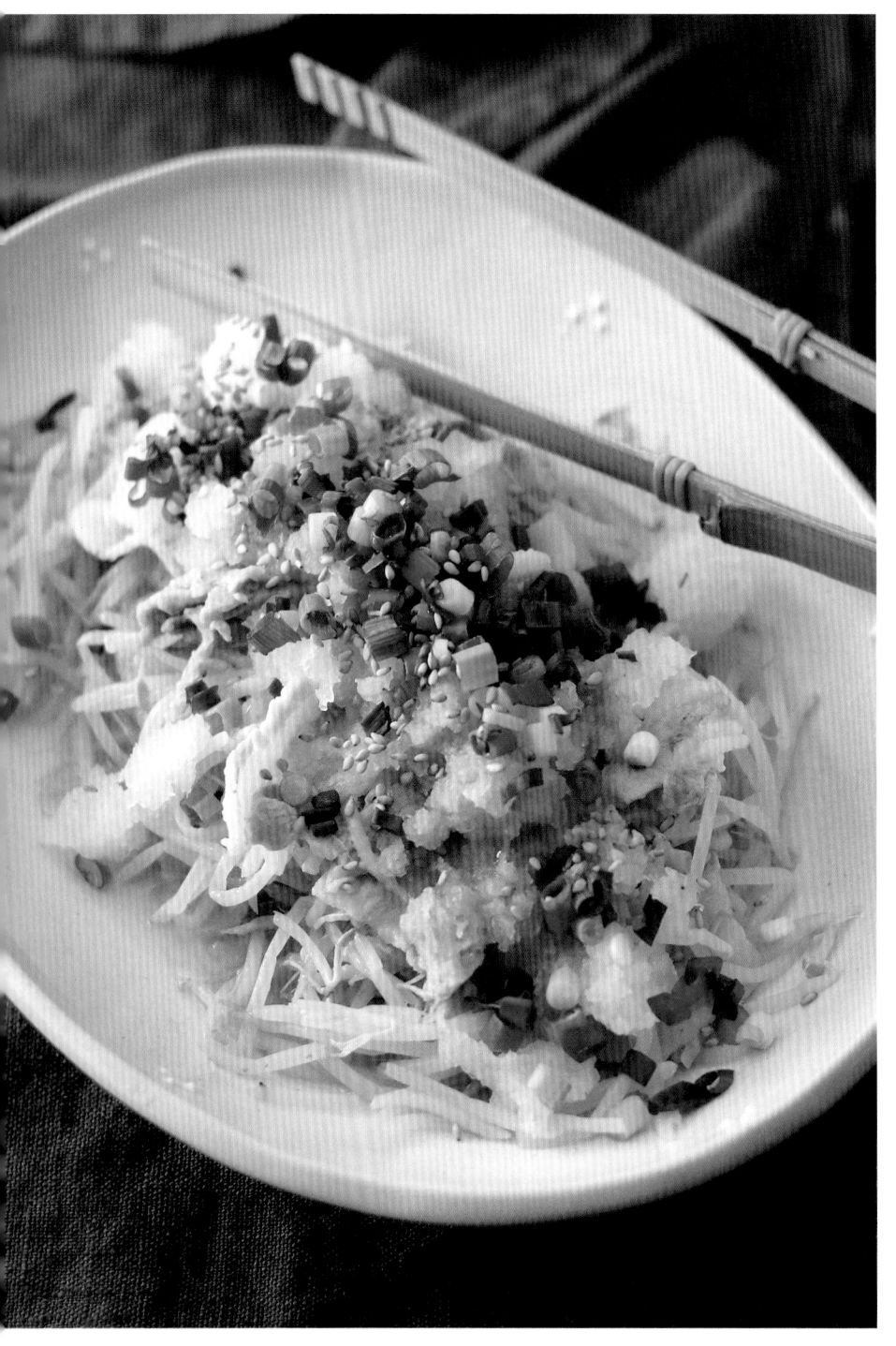

＼ ポイント食材 ／

大根

豚もやしの
レンジ蒸し。
おろし
ポン酢かけ。

【**材料**（2人分）】
豚バラ薄切り肉 …… 160g
もやし …… 1袋
大根 …… 5cm
青ネギ …… 2本
A ┌ 酒 …… 大さじ1と1/2
　├ 塩 …… 小さじ1/4
　└ 砂糖 …… ひとつまみ
ごま油 …… 大さじ1
いりごま（白） …… 小さじ2
ポン酢 …… 適量

【**作り方**】
1. 豚バラ薄切り肉は4〜5cm
長さに切りAをもみ込む。
大根はすりおろし、青ネギは
小口切りにする。

2. 耐熱皿に1/3量のもやし
を敷き、ごま油小さじ1を回
しかける。上に半量の豚肉を
広げてのせる。

3. 2をもう一度繰り返し、最
後に残りのもやしをのせて残
りのごま油をかける。

4. ふんわりとラップをかけ、
電子レンジ（600W）で4分加
熱。そのまま1分ほどおく。

5. 器に盛り、大根おろしを
のせ、青ネギ、いりごまをふ
る。最後にポン酢をかける。

ネギ塩焼きおにぎり。

【材料（2人分）】
ご飯（温かいもの）…… 150g
長ネギ …… 1/2本
ごま油 …… 小さじ2
いりごま（白）…… 小さじ1
塩 …… 適量

＼ ポイント食材 ／
長ネギ

【作り方】
1. 長ネギはみじん切りにする。

2. フライパンを熱して半量のごま油を加えて長ネギを炒める。しんなりとしてきたら塩少々加えて混ぜ、火を止める。

3. ボウルにご飯と1、いりごまを入れて混ぜ、塩で味を調える。2等分にしてそれぞれ丸いおにぎりを作る（油が入っているので、ラップを使ったほうが作りやすい）。

4. フライパンを熱して残りのごま油を入れ、おにぎりの両面を焼く。

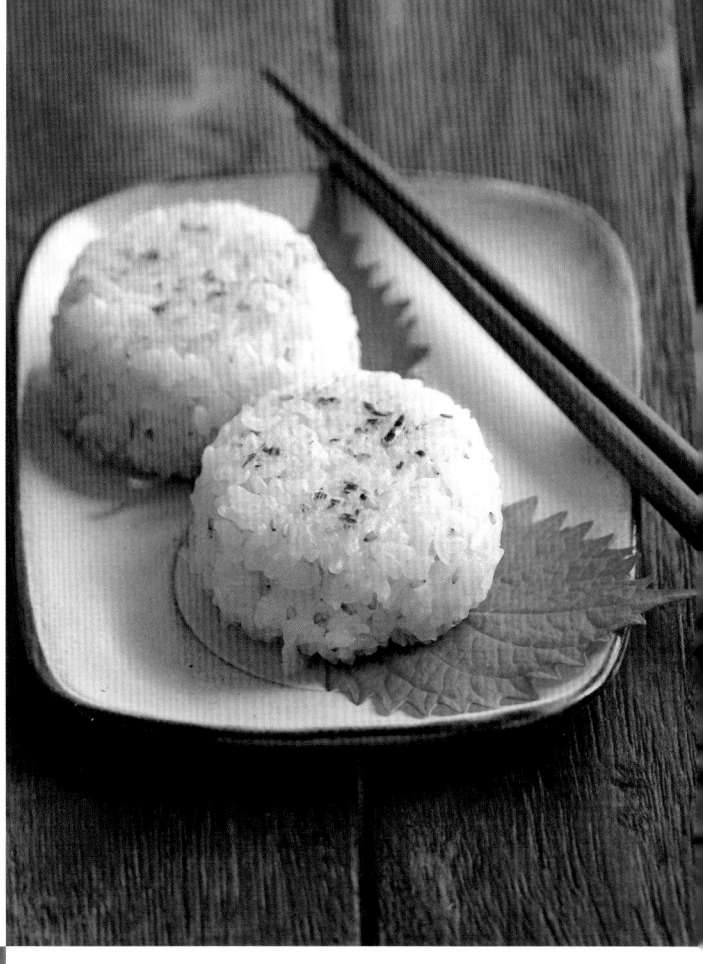

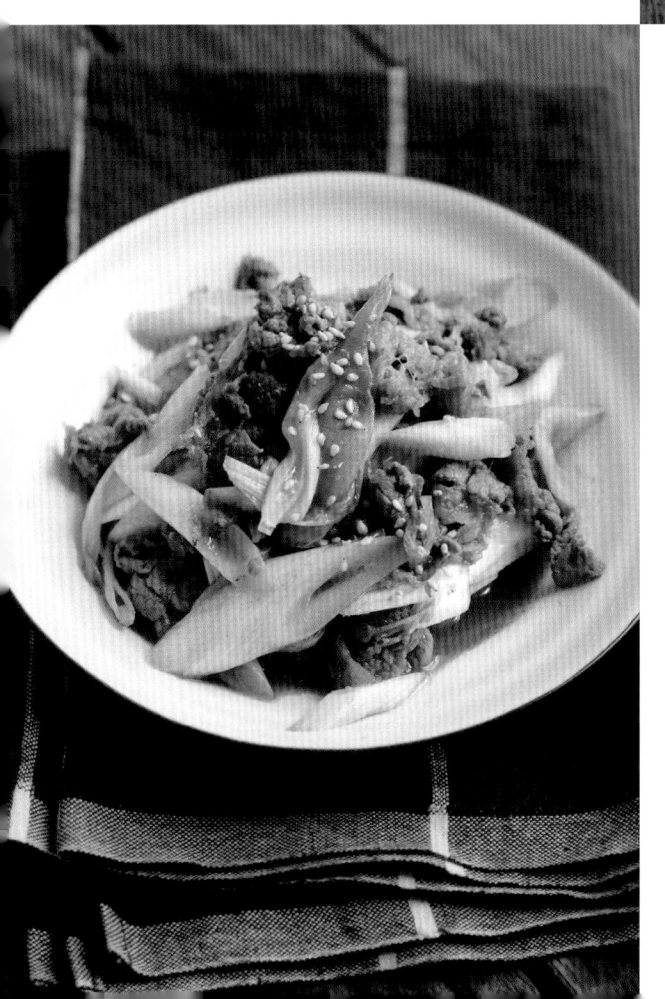

＼ ポイント食材 ／
長ネギ

牛 ネ ギ す き 煮。

【材料（2人分）】
牛薄切り肉（牛丼用など）…… 200g
長ネギ …… 1/2本

A
｜ 水 …… 100mℓ
｜ 醤油 …… 大さじ2
｜ みりん …… 大さじ1
｜ 砂糖 …… 大さじ1
｜ 昆布 …… 5cm角1枚

【作り方】
1. 長ネギは斜め薄切りにする。牛肉はひと口大に切る。

2. 鍋にAを入れて火にかけ、沸騰してきたら牛肉を広げながら加える。

3. 牛肉の色が変わったら長ネギを加えてさっと煮る。

レンコンひじきしらすの きんぴら。

＼ ポイント食材 ／
レンコン

【材料（2人分）】
レンコン …… 100g
ひじき（水煮）…… 30g
しらす …… 25g
サラダ油 …… 小さじ1〜2
みりん …… 小さじ1
醤油 …… 小さじ1
いりごま（白）…… 小さじ1
赤唐辛子（輪切り）…… 少々

【作り方】
1. レンコンは皮をむき、薄い半月〜いちょう切りにして水にさらす。

2. フライパンを熱してサラダ油を入れ、水気を切ったレンコンと赤唐辛子を炒める。しんなりとしたら、ひじきとしらすを加えてさらに炒める。

3. いりごま、みりん、醤油を加え、味をみて必要なら塩（分量外）で味を調える。

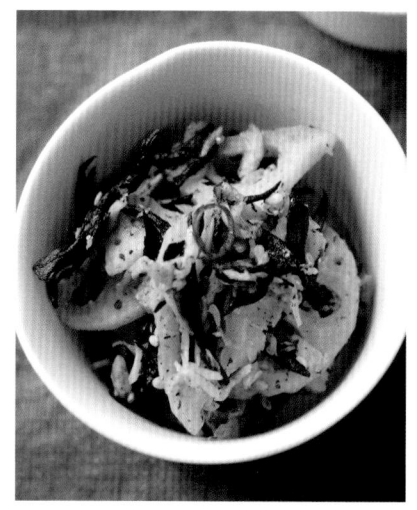

＼ ポイント食材 ／
梨

梨のジンジャーレモン・スムージー。

【材料（1人分）】
梨 …… 1/2個
生姜 …… 3g
レモン …… 1/8個
水 …… 100ml
氷 …… 50〜100g
はちみつ …… 小さじ1

【作り方】
1. 梨は皮と種の部分を除いていちょう切りにする。生姜はスライスし、レモンは果汁を搾る。

2. 梨、生姜、レモン汁、水、氷、はちみつをミキサーにかける。はちみつの量はお好みで適宜調節する。

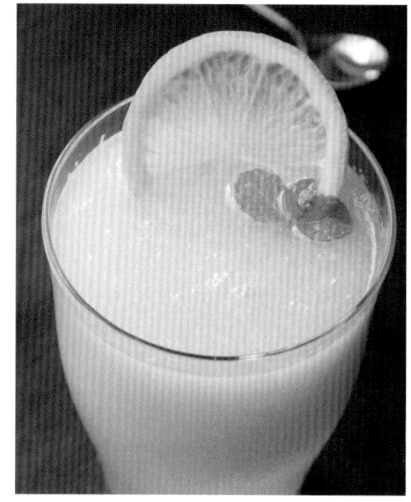

＼ ポイント食材 ／
レンコン

おろしレンコンの生姜スープ。

【材料（2人分）】
レンコン …… 100g
椎茸 …… 1枚
三つ葉 …… 適量
生姜 …… 1片
A ［ 水 …… 300ml
鶏ガラスープのもと …… 小さじ1
（あれば）桜エビ …… 2g ］
塩 …… 適量

【作り方】
1. 椎茸は石づきをとってスライスし、三つ葉は2〜3cm幅に切る。レンコンと生姜は皮をむいてすりおろす。

2. 鍋にAを入れて火にかけ、沸騰してきたらレンコンと生姜を加える。椎茸を入れ、ふたをして弱火でさらに5分ほど煮る。

3. 三つ葉を加え、塩で味を調える。

鶏と崩し豆腐の柚子風味スープ。

【材料 (4人分)】
鶏もも肉 …… 100g
絹ごし豆腐 …… 1/2丁
水 …… 650㎖
A ┌ みりん …… 小さじ1
　├ 醤油 …… 小さじ1
　└ 塩 …… 小さじ1/2
酒 …… 小さじ1
かつお削り節 …… 20g
柚子こしょう …… 小さじ1/2
塩 …… 適量
三つ葉 …… 適量
柚子の皮 …… 適量

＼ ポイント食材 ／
豆腐

【作り方】
1. 鍋に水を入れて火にかけ、沸騰してきたらかつお削り節を入れ、火を止めて1～2分おく。ザルなどでこす。

2. 鶏もも肉は小さめのひと口大に切り、酒と塩少々をもみ込む。

3. 1のだしを鍋に入れて火にかけAを加える。沸騰してきたら2を加えて弱火で煮る。鶏肉の表面の色が白っぽくなったら、豆腐をスプーンですくって加える。

4. 柚子こしょうを加えてよく溶き、味をみて必要なら塩で味を調える。器に盛り、刻んだ三つ葉と柚子の皮 (黄色い部分) をのせる。

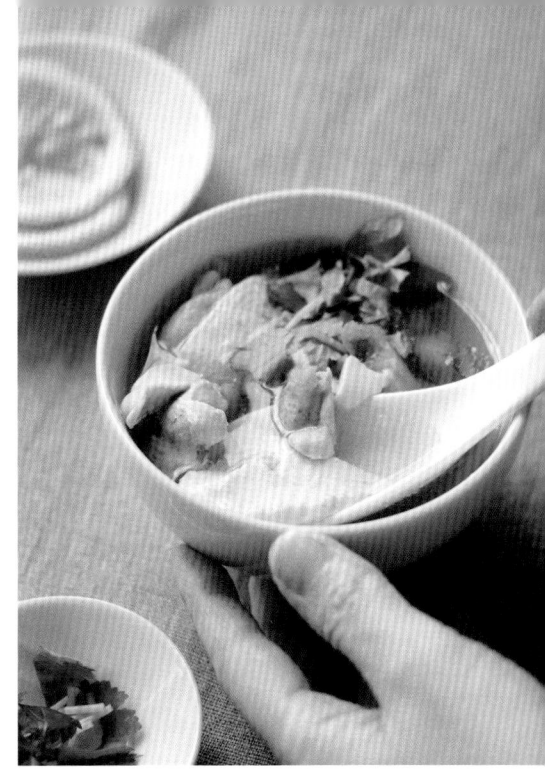

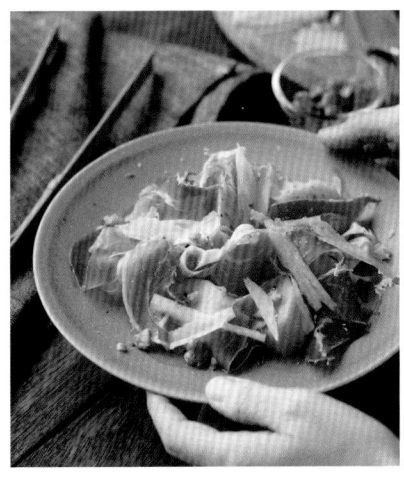

＼ ポイント食材 ／
柿

柿生ハム。

【材料 (2人分)】
柿 …… 2個
生ハム …… 適量
パルミジャーノ …… 適量
クルミ …… 適量
オリーブオイル …… 適量
黒こしょう …… 適量

【作り方】
1. 柿は皮をむいて8等分に切る。

2. 器に1を盛り、生ハム、削ったパルミジャーノをのせる。

3. クルミを散らし、オリーブオイルをかける。黒こしょうをふる。

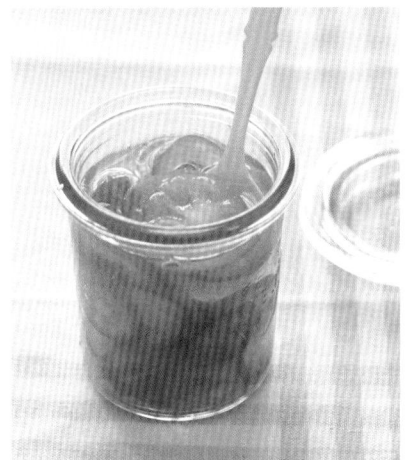

＼ ポイント食材 ／
金柑、
はちみつ

金柑のはちみつ漬け。

【材料 (作りやすい分量)】
金柑 …… 100g
はちみつ …… 50～80g

【作り方】
1. 金柑は竹串などで種をとりながら薄くスライスする。

2. 保存容器に金柑を入れ、はちみつを注ぐ。冷蔵庫で1日おく。保存は冷蔵庫で1～2週間。大人向けにはお好みで生姜のすりおろしを入れても。

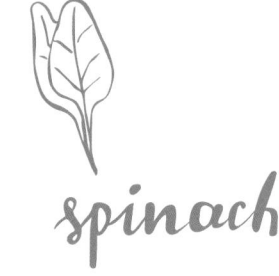
spinach

肌の乾燥
～カラダの内側からもケア～

食事が原因となる乾燥肌も

　秋になって大気が乾燥してくると、肌の乾燥が気になってきますよね。肌の乾燥は、シワの原因になったり、手足がカサついてひどくなるとひび割れを起こしたり、かゆみを伴う皮膚炎の原因にもなります。肌が乾燥する原因は、大気が乾燥することはもちろん、暖房を使い始めることで部屋の中が乾燥することにもあります。

　それからもう１つ。昔、自分は乾燥肌だと思い込んでいたのですが、今になって食事が原因の１つだったのではないかと思います。ダイエットなどで油を断ちすぎると、皮膚がカサカサになってしまうのです。

　肌は一定の間隔で新しい細胞と入れ替わります。この入れ替わりが活発な状態を保つことができれば、肌の乾燥を防ぐことができます。そのためには新しい細胞を作るための栄養が必要です。

新しい細胞を作るための栄養とは

　まずは肌の細胞を作るタンパク質をしっかりとること。１つの食材に偏らず、魚、肉、大豆製品や卵など、いろいろな食材をバランスよく食べましょう。秋から冬にかけて旬のタラは、低脂肪、低カロリーで淡泊な味なので、和洋中とアレンジしやすいですね。さらにビタミンＡ・Ｃ・Ｅを含む野菜を一緒にとると、血行がよくなり、肌に潤いが生まれます。おすすめは春菊。ほうれん草や小松菜よりもビタミンＡが豊富で、生でサラダとしていただいてもおいしいです。じゃがいもなどいも類のビタミンＣは加熱に強いことで有名です。

　また、忘れてはいけないのが脂質。無理にたくさんとる必要はないのですが、極端に控えすぎないことが大切。動物性よりも植物性の油がいいでしょう。植物性油を含むごまやナッツ類には血行改善効果もあるビタミンＥも豊富なので一石二鳥。ごま和えやサラダなどに入れてみるのもいいですね。

autumn

おすすめな食材は、タンパク質が豊富な豆腐や鮭、
ビタミンA・C・Eを含む野菜を一緒にとると
血行がよくなって肌にうるおいが生まれるタラや、
そのビタミンAが豊富な春菊、加熱に強いビタミンCを含む
じゃがいもやさつまいも、アボカドはビタミンA・C・Eの
どれも豊富です。ビタミンEも豊富なごまは
植物性油も含むので、皮膚をカサカサから救います。

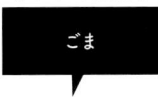

蒸し鶏と きゅうりの ピリ辛ごまダレ。

【 材料 (2人分) 】

鶏もも肉 …… 1枚 (約300g)
A ┌ 酒 …… 大さじ1
  │ 塩 …… 小さじ1/2
  └ 砂糖 …… 小さじ1/4
きゅうり …… 2本
もやし …… 100g
B ┌ 長ネギ (みじん切り)
  │   …… 大さじ1
  │ 生姜 (すりおろし)
  │   …… 1片分
  │ 醤油 …… 大さじ2
  │ 砂糖 …… 大さじ1と1/2
  │ ごまラー油 …… 適量
  └ ねりごま (白) …… 大さじ2

【 作り方 】

1. 鶏もも肉を耐熱皿に入れて全体にAをよくなじませ10分おく。ラップをして電子レンジ (600W) で3分加熱する。一度取り出し鶏肉を裏返して再度ラップをし、電子レンジでさらに1分加熱し粗熱がとれるまでそのままおく。蒸し汁大さじ1を取り分けておく。

2. きゅうりはところどころ縦に皮をむいて細長い乱切りにする。塩少々 (分量外) で軽くもみ、10分おく。もやしは耐熱ボウルに入れてラップをし、電子レンジで2分加熱する。

3. ボウルにBと1で取り分けた蒸し汁を入れてよく混ぜ合わせる。

4. 器に水気を切ったきゅうりともやしを盛り、上に食べやすい大きさに切り分けた鶏肉をのせ、食べる時に3のタレをかける。

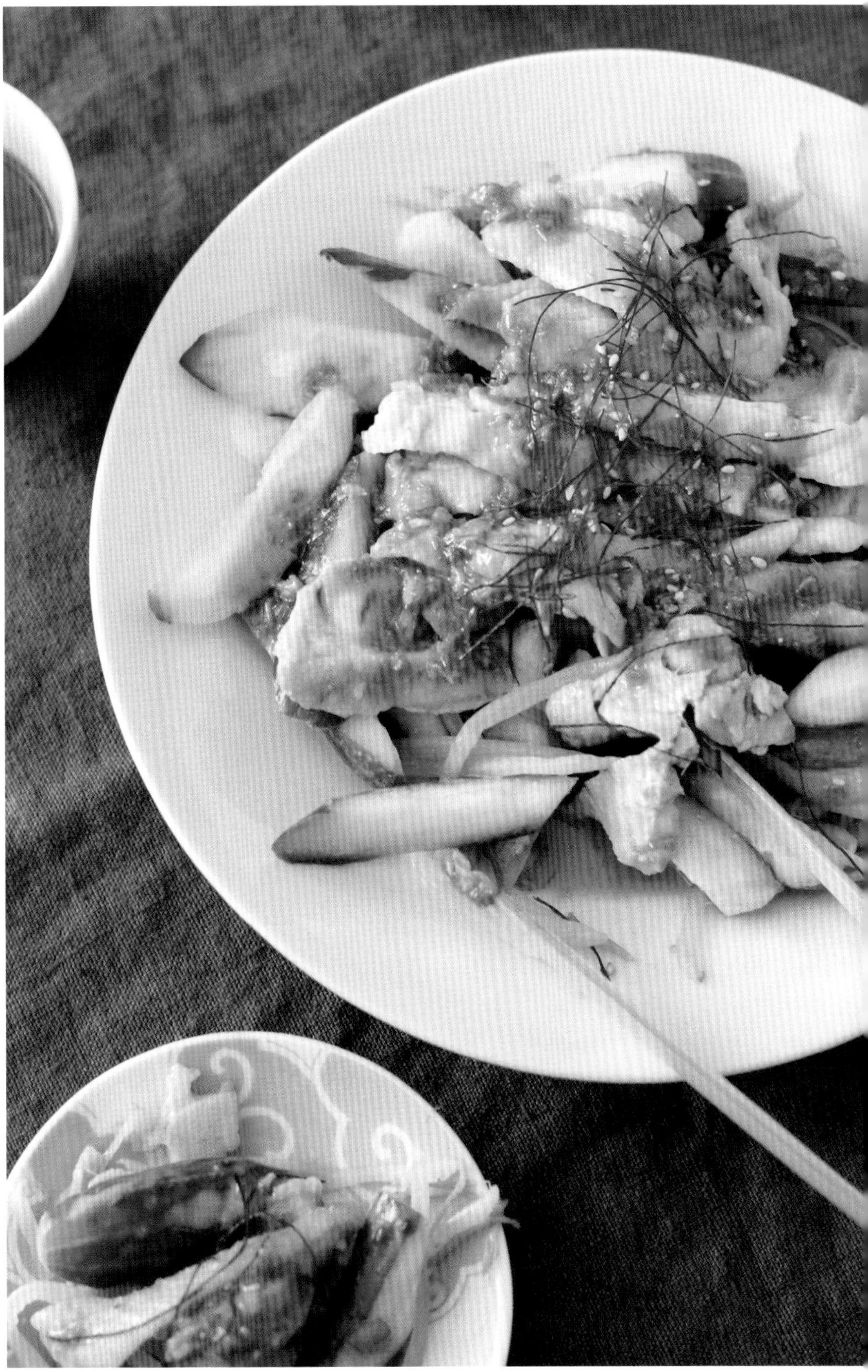

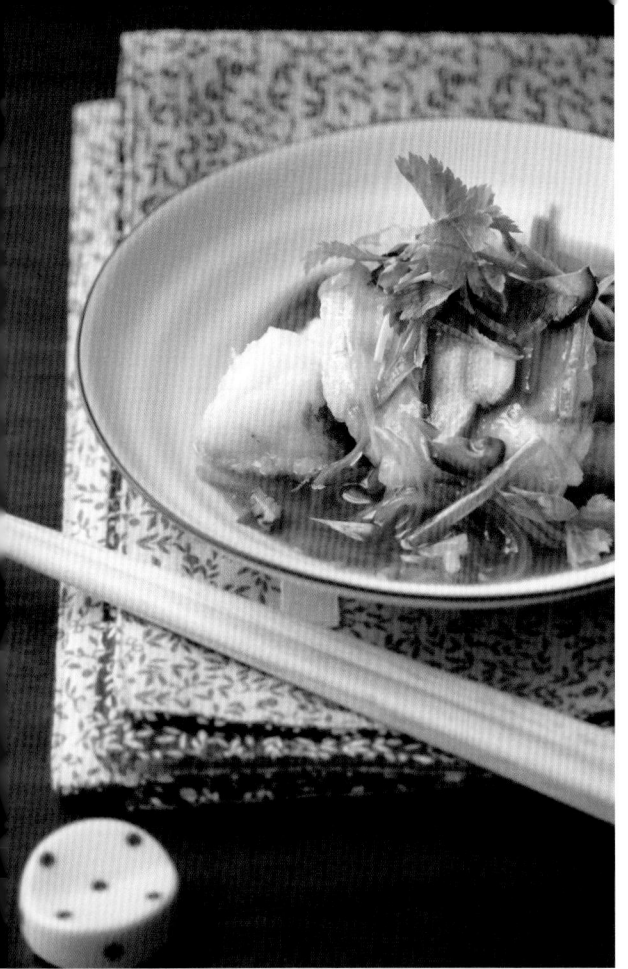

タラの和風あんかけ。柚子風味。

【材料（2人分）】
タラ
　……2〜3切れ（約200g）
玉ねぎ……1/4個
にんじん……1/4本
椎茸……1個

A ┌ だし汁……200mℓ
　│ 酒……大さじ2
　│ みりん……大さじ2
　│ 醤油……小さじ2
　└ 塩……小さじ1/4前後

片栗粉……適量
柚子の皮……適量
三つ葉……適量

【作り方】
1. タラは食べやすい大きさに切り、塩少々（分量外）をふって10分ほどおく。玉ねぎと椎茸は薄切り、にんじんは千切りに、三つ葉は1cm幅に切る。柚子の皮の黄色い部分を包丁で削ぎ、千切りにする。

2. タラの水気をキッチンペーパーなどでよく拭き、片栗粉をまぶす。フライパンを熱し、多めの油（大さじ2〜3、分量外）でタラを揚げ焼きし、取り出しておく。

3. 鍋にAを入れて火にかけ、玉ねぎ、にんじん、椎茸を加えて煮る。火が通ったら水溶き片栗粉でとろみをつけ、柚子の皮を加える。

4. 皿にタラを盛り、3をかける。上に柚子の皮と三つ葉を散らす。

＼ ポイント食材 ／
タラ

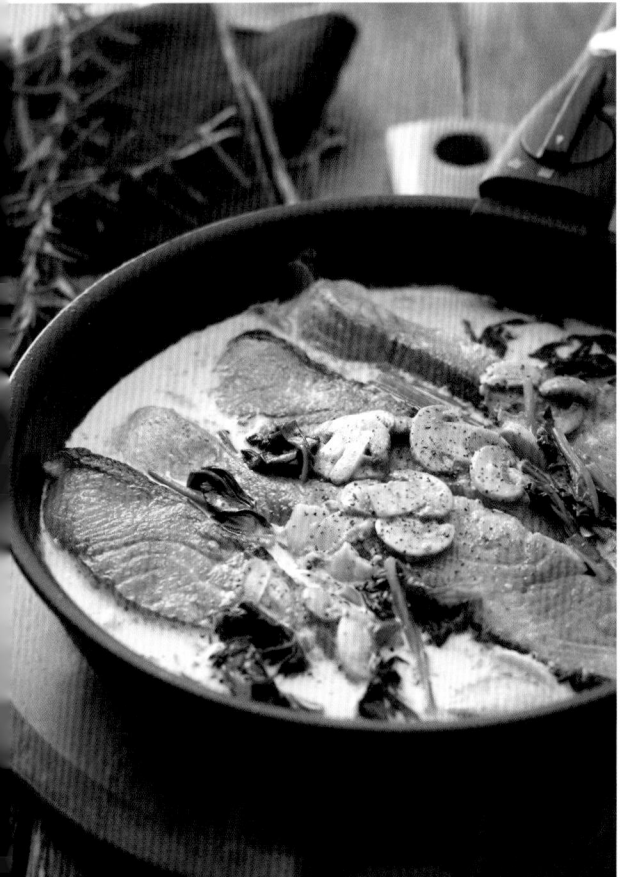

サーモンソテー。

【材料（2人分）】
鮭……2切れ（約200g）
ほうれん草（ざく切り）
　……50g
マッシュルーム（スライス）
　……50g
オリーブオイル
　……小さじ2
バター……10g

A ┌ 牛乳……50mℓ
　└ 生クリーム……50mℓ

塩・薄力粉……各適量

【作り方】
1. 鮭は塩ひとつまみをふって10分おき、余分な水分を拭く。薄力粉をまぶす。

2. フライパンを中火にかけてバター半量を入れ、ほうれん草を炒める。塩少々をふって取り出す。オリーブオイル（分量外）を足して鮭の両面をこんがり焼き、取り出す。

3. フライパンの余分なオイルを拭いて残りのバターを入れ、マッシュルームを炒める。

4. Aと鮭を入れて軽く煮詰める。ほうれん草を戻し入れて塩で味を調える。

＼ ポイント食材 ／
鮭

じゃがいもとひき肉のごま味噌炒め。

【 材料（4人分）】
じゃがいも（メークイン）
　……2個（約200g）
ピーマン ……2個
豚ひき肉 ……100g
サラダ油 …… 小さじ1
A［
　酒 …… 大さじ1
　砂糖 …… 大さじ1
　味噌 …… 大さじ1
　ねりごま（白）
　　…… 大さじ1/2
　醤油 …… 大さじ1/2
　豆板醤 …… 適量
］

【 作り方 】

1. じゃがいもは皮をむいて細切りにし、水にさらす。ピーマンはヘタと種をとって細切りにする。

2. フライパンを中火で熱してサラダ油を加え、豚ひき肉を炒める。色が変わったらじゃがいもとピーマンも加えて炒める。全体に油が回ったらふたをし、強めの弱火で2〜3分蒸し焼きにする。途中全体を混ぜる。

3. ふたを開けてAを加え、水分を飛ばすように炒め合わせる。

＼ ポイント食材 ／
じゃがいも

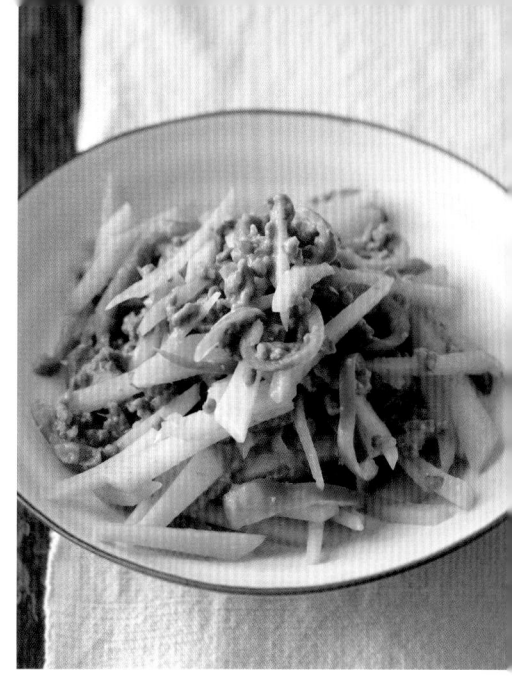

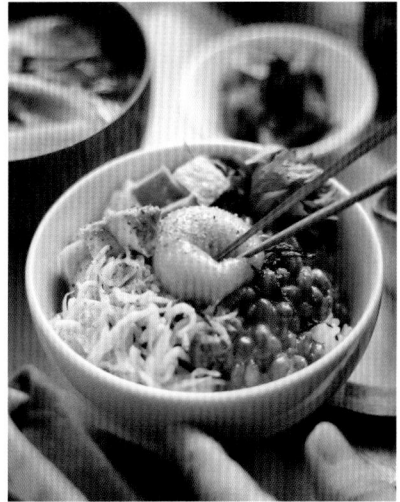

アボカド納豆丼。

＼ ポイント食材 ／
アボカド、
納豆

【 材料（2人分）】
アボカド …… 1個
納豆 …… 1パック
しらす …… 約20g
大葉 …… 2枚
卵黄 …… 2個分
刻み海苔 …… 適量
ごま油 …… 適量
ご飯 …… 茶碗2杯分

【 作り方 】

1. 納豆は付属のタレを混ぜる。アボカドは種と皮を除いて角切りにする。大葉はざく切りにする。

2. ご飯に刻み海苔をのせ、アボカト、納豆、しらす、大葉をのせる。上に卵黄をのせ、いりごまをふる。

3. 食べる時にごま油を回しかけ、必要なら醤油をかける。

ごろっと秋野菜の豚汁。

＼ ポイント食材 ／
かぼちゃ、小松菜、
さつまいも

【 材料（4人分）】
豚バラ薄切り肉 …… 100g
さつまいも …… 150g
かぼちゃ …… 150g
きのこ（お好みのもの）
　…… 80g
長ネギ …… 1/2本
小松菜 …… 50g
油揚げ …… 1/2枚
水（またはだし汁）
　…… 600㎖
味噌 …… 大さじ2前後

【 作り方 】

1. さつまいもは乱切りにして水にさらす。かぼちゃは乱切り、きのこは薄切り、長ネギは斜め切り、小松菜は4〜5cm長さ、油揚げは短冊切り、豚肉はひと口大に切る。

2. 鍋に水（またはだし汁）を入れ、水気を切ったさつまいも、かぼちゃ、きのこを入れて火にかける。ふたをして沸騰したら弱火で20分煮る。

3. 油揚げ、長ネギ、豚肉をほぐしながら加え、豚肉の色が変わったら味噌を溶き入れる。小松菜を加えてひと煮立ちしたら火を止める。お好みで七味唐辛子をふる。

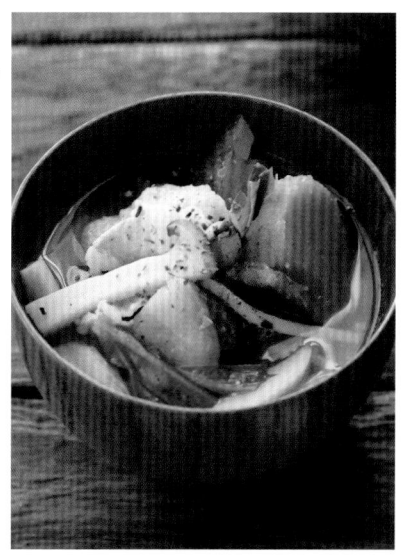

春菊とタコのサラダ。

＼ ポイント食材 ／
春菊

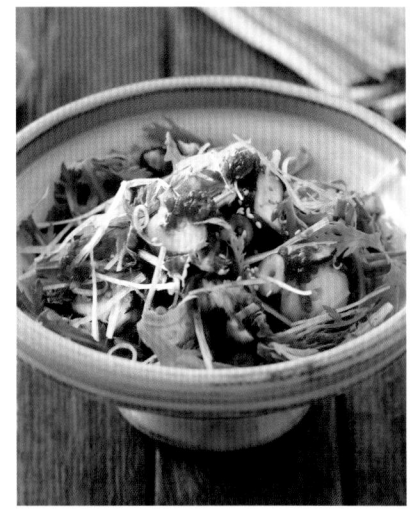

【材料 (2人分)】
春菊 …… 100g (1/2束)
長ネギ …… 1/4本
タコ (蒸し or 茹で) …… 100g
いりごま (白) …… 小さじ1/2
A ┌ 玉ねぎのすりおろし
　　　…… 大さじ1
　　ニンニクのすりおろし
　　　…… 少々
　　醤油 …… 大さじ1
　　砂糖 …… 小さじ1/2
　└ 酢 …… 小さじ1
サラダ油 …… 大さじ1

【作り方】
1. 耐熱ボウルにAを入れてラップをし、電子レンジ (600W) で30秒加熱する。サラダ油を加えて混ぜる。

2. 春菊は葉を摘んで食べやすい大きさに切る。長ネギは白髪ネギにする。タコは薄切りにする。

3. 器に2を盛り、食べる時に1のドレッシングをかけ、いりごまをふる。

かぼちゃの甘辛。

＼ ポイント食材 ／
かぼちゃ、ごま

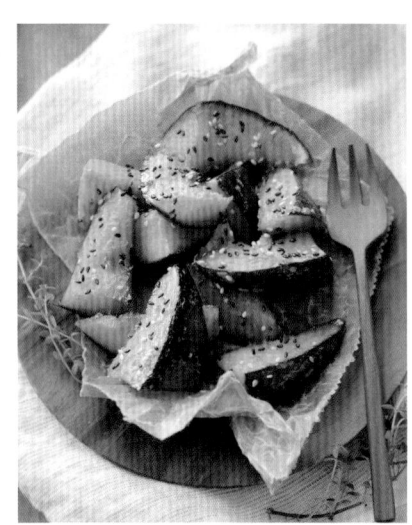

【材料 (4人分)】
かぼちゃ …… 1/4個
ごま油 …… 大さじ2
砂糖 …… 大さじ1と1/2
醤油 …… 大さじ1/2〜1
いりごま (白・黒)
　…… 各適量

【作り方】
1. かぼちゃは3〜4cm大の乱切りにする。

2. フライパンにかぼちゃ、砂糖、ごま油を入れて火にかける。ふつふつと泡立ってきたらふたをして弱火で7〜8分加熱する。途中、時々上下を返す。

3. 竹串がすっと刺さるくらいになったらふたを開け、醤油を加えて全体を混ぜる。照りが出るくらいになったら、網にのせて冷まし、いりごまをふる。

＼ ポイント食材 ／
ごま、小松菜

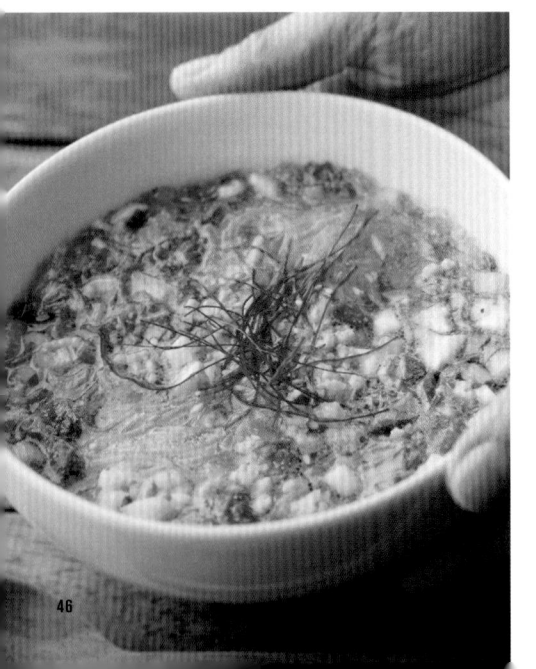

たっぷり小松菜の翡翠ごまスープ。

【材料 (2人分)】
小松菜 …… 約80g
椎茸 …… 1枚
生姜 …… 1片
豚ひき肉 …… 50g
A ┌ 水 …… 2カップ
　└ 鶏ガラスープのもと
　　　…… 小さじ2
オイスターソース …… 小さじ1
春雨 (乾燥 ※熱湯で戻すもの)
　…… 20g
ごま油 …… 小さじ1
ねりごま (白) …… 大さじ1
いりごま (白)・糸唐辛子
　…… 各適量

【作り方】
1. 小松菜、椎茸、生姜はみじん切りにする。

2. フライパンを熱してごま油を加え、生姜とひき肉、椎茸を加えて炒める。

3. 鍋にAと2を入れて火にかける。沸騰してきたら小松菜を加えてサッと煮て、春雨を加える。

4. 鍋のスープ大さじ1〜2でねりごまを溶き、鍋に加える。オイスターソースを加え、味をみて必要なら塩 (分量外) で調える。器に盛り、いりごま、糸唐辛子、お好みでラー油をかける。

Column 09.

冬の風邪 〜インフルエンザ対策も〜

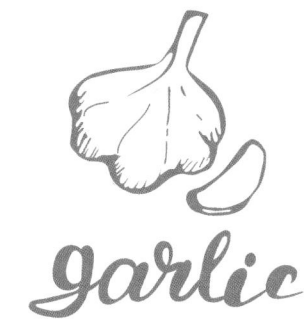

garlic

風邪から体を守るには免疫力アップを

「風邪」と「インフルエンザ」は何が違うのでしょうか。「風邪」というのは正確には「風邪症候群」であり、ウイルスや細菌による咳やのどの痛み、鼻水、頭痛、発熱などの症状を出す疾患をまとめて呼ぶ時の呼び方なのです。「インフルエンザ」はインフルエンザウイルスによる、風邪症状を引き起こす病気のこと。「インフルエンザ」も「風邪」の1つなのです。

侵入したウイルスや細菌から体を守るのは免疫力。自分で退治しようとする力が体にはもともと備わっています。同じ風邪でも、すぐに治る人と長引く人がいたり、元気な時は早く治り、疲れている時は治りにくかったりします。これは免疫力が活発かどうかの違い。日頃からしっかり睡眠をとってストレスをためず、規則正しい生活をしていると免疫力は効力を発揮できます。

症状に合わせて栄養のあるものを

熱が上がると体力を消耗しやすいので、エネルギー源となる主食をしっかりとることが大切。普通のご飯よりも口あたりが良く消化の良い粥やめん類などが、食べやすくておすすめです。卵白にあるリゾチームという酵素には殺菌作用があるので、あっさりと食べやすい調理にした卵料理も最適。寒気がする時はネギや生姜などの体を温める食材、逆に熱がある時は大根などの体を冷やす食材をとります。熱や汗で体の水分が奪われるので、スープにするのもおすすめ。

ネギには発汗を促し、鼻やのどの炎症を抑える成分が含まれています。また、大根に含まれる消化酵素にも炎症を抑える働きがあり、冬の風邪対策に最適な食材です。

そして、回復期には体力アップのための食材を。豚肉や大豆類などに含まれるビタミンB1は玉ねぎやネギと一緒に食べると吸収率もよくなります。「風邪をひいたら栄養のあるものを食べ、温かくして寝る！」というのが一番なのかもしれませんね。

winter

体力が消耗している時のエネルギー源補給には
口あたりのよい粥や雑炊、うどん、また、殺菌作用のある卵を
あっさり食べやすく調理した卵豆腐、かきたまなどもおすすめ。
豚肉や豆腐などの大豆類はビタミン B₁ が含まれ、回復期に適しています。
また、冬が旬の柚子やみかんなどの柑橘類は
免疫力アップのビタミンCが豊富です。

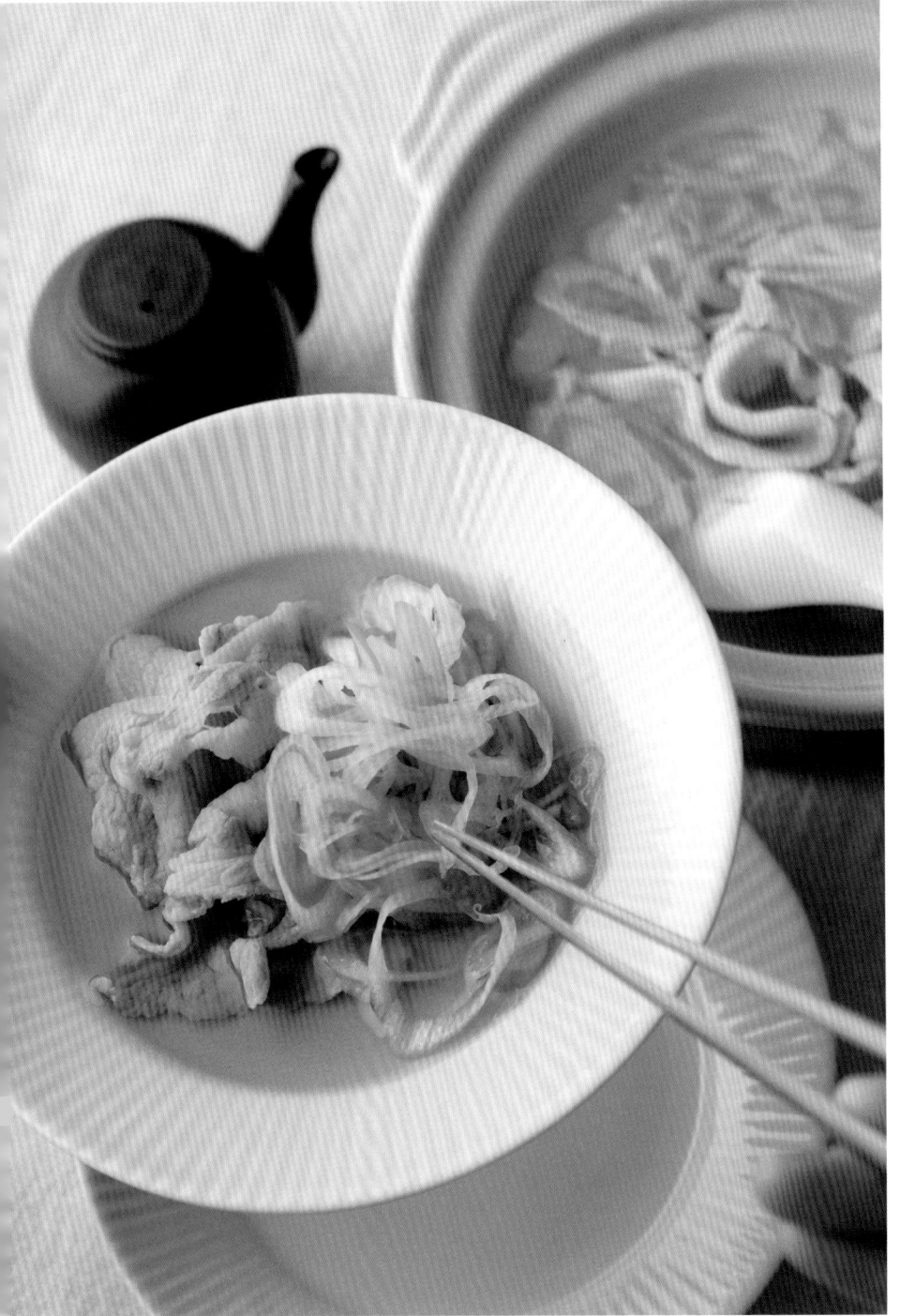

＼ ポイント食材 ／

長ネギ、豚肉

ネギ豚 しゃぶしゃぶ鍋。

【材料（2人分）】
豚薄切り肉（しゃぶしゃぶ用）
　…… 200g
長ネギ …… 2本
水 …… 400mℓ
酒 …… 50mℓ
昆布 …… 5cm角1枚
塩 …… ひとつまみ
ポン酢 …… 適量

【作り方】
1. 長ネギは斜め薄切りにする。

2. 鍋に水、酒、昆布を入れて火にかけ、沸騰させてアルコールを飛ばす。塩をごく薄い下味程度に入れる。

3. 長ネギと豚肉を入れて火が通ったら器にとり、ポン酢をかける。お好みで七味唐辛子をふり、すだちを搾る。

鮭雑炊。

＼ ポイント食材 ／
ご飯

【材料（2人分）】

ご飯 …… 200g		卵 …… 1個
A	だし汁 …… 400mℓ	長ネギ …… 1/4本
	塩 …… 小さじ1/4	塩鮭 …… 1切れ
	みりん …… 小さじ1	三つ葉 …… 適量
	醤油 …… 少々	いりごま（白）…… 適量

【作り方】

1. 長ネギは小口切りにする。塩鮭は焼いて骨と皮を除く。ご飯はさっと洗って粘り気をとり、ザルにあげて水気を切る。

2. 鍋にAを入れて火にかけ、沸騰してきたらご飯を入れてひと煮立ちさせる。長ネギと塩鮭を入れて1〜2分弱火で煮る。味をみて必要なら塩（分量外）で調える。

3. 卵をよく溶き、半量を中心部分に回し入れ、ひと呼吸おいたら周囲に回し入れる（2回に分けて入れると均一な仕上がりに）。ヘラなどでゆっくりと混ぜてふわっと仕上げる。

4. 刻んだ三つ葉をのせ、いりごまをふる。

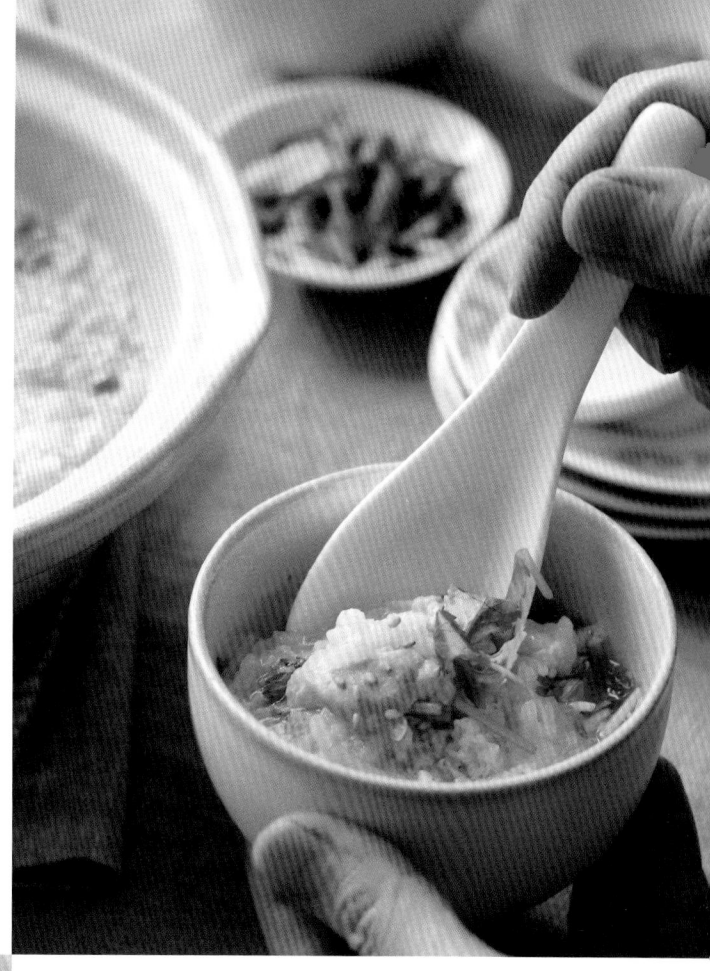

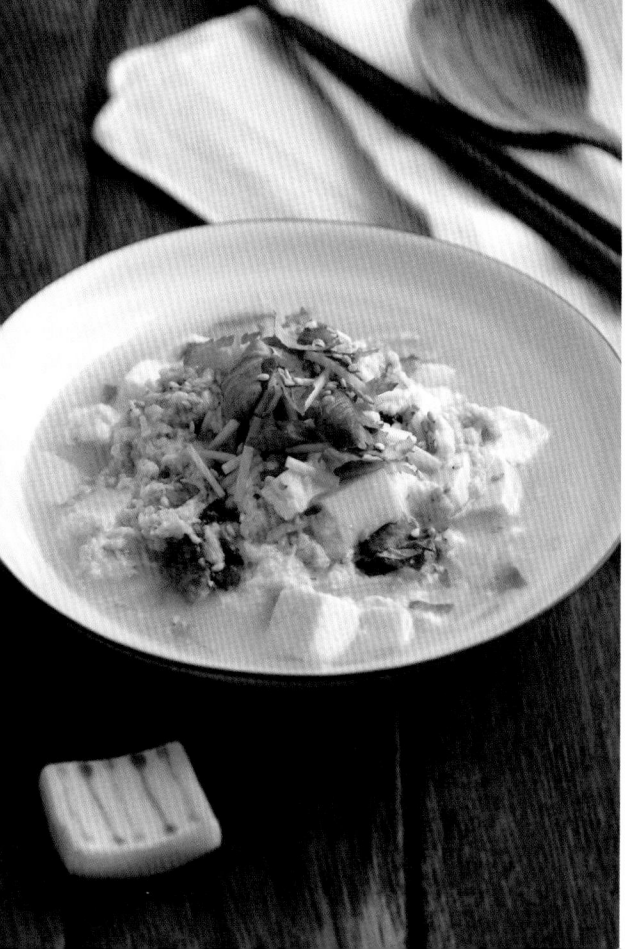

＼ ポイント食材 ／
豆腐、卵

鶏と豆腐の卵とじ。

【材料（2人分）】
絹ごし豆腐 …… 100g
鶏ひき肉 …… 80g
卵 …… 2個
水 …… 100mℓ
白だし …… 大さじ1〜大さじ1と1/2
三つ葉 …… 適量
いりごま（白）…… 適量

【作り方】

1. 豆腐は1〜2cm角に切る。三つ葉は1cm幅に切る。

2. 小さめのフライパンに水と白だしを入れて中火にかけ、沸騰してきたら豆腐を加える。再び沸騰してきたら、ひき肉をほぐしながら加える。

3. ひき肉に火が通ったら、溶き卵を2回に分けて回し入れ、三つ葉をのせる。器に盛り付け、いりごまをふる。

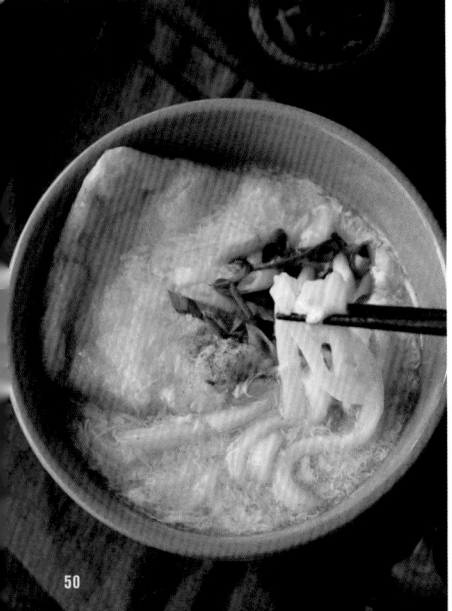

鶏粥。

＼ ポイント食材 ／
ご飯

【材料（2人分）】
鶏手羽先 …… 4本
生姜 …… 1片
長ネギ（青い部分）
　　…… 1本分
米 …… 大さじ4
水 …… 400㎖
鶏ガラスープのもと
　　…… 小さじ1

【作り方】
1. 生姜は薄切り、長ネギ（青い部分）は長ければ半分に切る。

2. 鍋に材料をすべて入れて火にかけ、沸騰したらふたをして弱火で1時間煮込む。途中アクをとり、全体を数回混ぜる。水が少なくなるようなら適宜追加する。

3. 塩少々（分量外）で味を調える。お好みでクコの実やざく切りにしたパクチーをのせる。

＼ ポイント食材 ／
卵

簡単卵豆腐。エビあんかけ。

【材料（2人分）】
卵 …… 2個
むきエビ …… 60g
A ┌ 白だし …… 大さじ1
　└ 水 …… 150㎖
B ┌ 白だし …… 大さじ1
　└ 水 …… 100㎖
水溶き片栗粉 …… 適量

【作り方】
1. 卵豆腐を作る。ボウルに卵を割り入れて卵白のコシを切るようにして泡立てないようによく溶く。Aを加えて混ぜ、こす。

2. 耐熱の器に静かに流し入れ、表面の泡があれば取り除く。蒸し器に入れ、ふたをずらして蒸気を逃しながら中火で1分、弱火で5〜8分蒸す。

3. エビあんかけを作る。むきエビは粗いみじん切りにする。小鍋にBを入れて中火にかけ、沸騰してきたらエビを入れる。色が変わったら水溶き片栗粉でとろみをつける。

4. 2に3をかける。

お揚げとかきたまあんかけうどん。

【材料（2人分）】
うどん …… 2玉
油揚げ …… 1枚
卵 …… 1個
青ネギ …… 2本
生姜 …… 1片
白だし …… 大さじ5
水 …… 500㎖
片栗粉 …… 適量

＼ ポイント食材 ／
卵

【作り方】
1. 油揚げは熱湯をかけて水気を切り、半分に切る。生姜はすりおろし、青ネギは斜めの小口切りにする。

2. 鍋に水と白だしを入れて火にかけ、沸騰してきたら油揚げを入れて弱火で1〜2分煮る。一度取り出す。

3. 鍋に水溶き片栗粉を加えてとろみをつける。卵をよく溶き、鍋を菜箸で混ぜながら少しずつ卵を加えてかきたまにする。

4. 器に茹でたうどんを盛り、3をかける。油揚げ、青ネギ、生姜をのせる。お好みで粉山椒をふる。

ふんわり鶏つくねの生姜スープ。

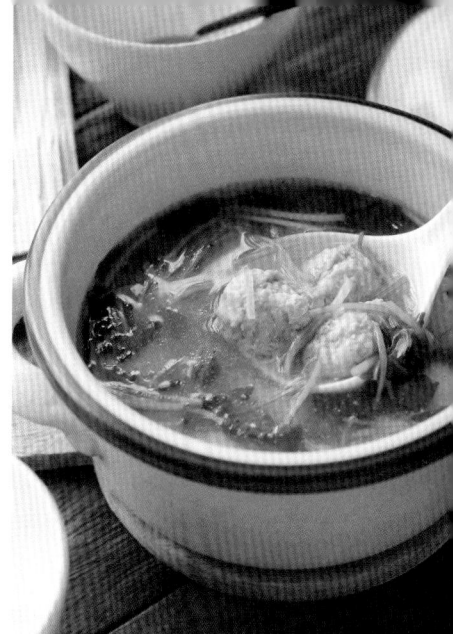

【材料（2人分）】
鶏ひき肉 …… 150g
長ネギ …… 1/4本
生姜 …… 1片
卵 …… 1個
セリ（またはお好みの青菜）
　　…… 適量
A ┌ 味噌 …… 小さじ1
　 └ 片栗粉 …… 小さじ1
B ┌ 水 …… 400mℓ
　 │ 昆布 …… 5cm角1枚
　 │ みりん …… 小さじ2
　 │ 塩 …… 小さじ1/4
　 └ 醤油 …… 小さじ1/2

【作り方】
1. 長ネギと生姜はみじん切りにする。卵は卵黄と卵白に分ける。

2. 鶏ひき肉、長ネギ、生姜、A、卵黄をよく混ぜる。肉種がまとまるくらいの卵白（半量ほど）を加える。

3. 鍋にBを入れ、沸騰してきたら2をスプーン2本で丸めながら加える。ふたをして弱火で5分煮る。アクは適宜、取り除く。

4. 味をみて必要なら塩少々（分量外）で調える。セリを加える。

＼ ポイント食材 ／
生姜

＼ ポイント食材 ／
柚子、みかん

柚子みかんジュース。

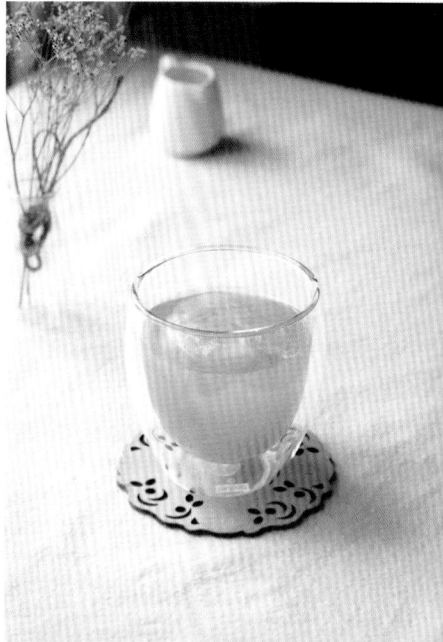

【材料（1人分）】
みかん …… 1個
柚子 …… 1/2個
水 …… 50〜80mℓ

【作り方】
1. みかんと柚子の果汁を搾る。

2. 果汁に水を加える。お好みではちみつを入れる。

3. 温かくして飲む時は耐熱カップに入れて電子レンジで温める。

＼ ポイント食材 ／
豆腐

豆腐とあさりの豆乳スープ。

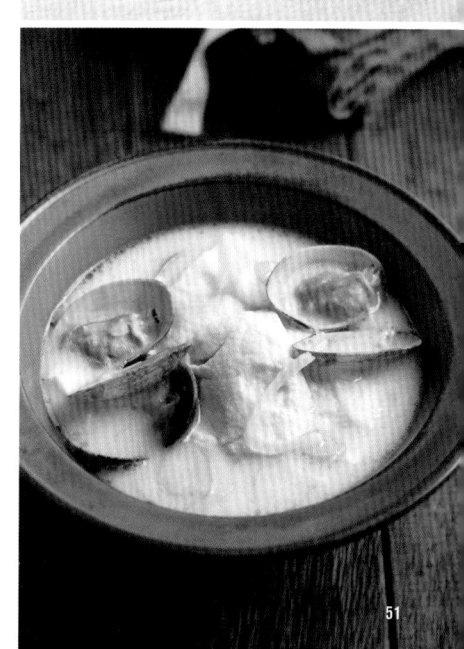

【材料（2人分）】
豆腐 …… 1丁
あさり …… 200g
長ネギ …… 1/4本
豆乳（無調整）…… 150mℓ
水 …… 150mℓ
白だし …… 大さじ3
生姜 …… 1片

【作り方】
1. あさりは砂抜きをしておき（※ P.36本格クラムチャウダー。参照）、殻をこすり合わせてよく洗う。長ネギは斜め薄切り、生姜はみじん切りにする。

2. 鍋に水、白だし、生姜を入れて火にかけ、沸騰してきたら豆腐をスプーンですくって入れる。

3. 再度沸騰してきたら、あさりと長ネギを加えてやや火を弱め、あさりの口が開くまで加熱する。

4. 豆乳を加えて温め、器に盛る。

＼ 最低限これがあれば…＋パン or ご飯でも！ ／
ラクチン＆カラダにうれしい ㊗ メニュー

朝ごはんを食べることは体にとって大切。

でも朝は、なかなか食べられなかったり、作る手間も大変ですね。

そこで、"最低限これがあれば" というスムージーなどのドリンクや、簡単スープはいかがでしょう？

我が家の「お味噌汁の具バリエーション」もご紹介します。

基本のグリーンスムージー。

【材料（2人分）】
バナナ …… 1本
りんご …… 1/2個
小松菜 …… 1株
水 …… 100ml
氷 …… 100g

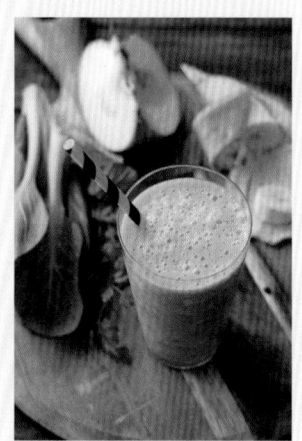

【作り方】
1. 小松菜はざく切り、りんごはいちょう切り、バナナは輪切りにする。

2. 1と水、氷をミキサーにかける。硬いりんごはミキサーが回りにくくなるので刃から遠い位置に入れる。水と氷の量はお好みで。甘さが足りない時はお好みではちみつやガムシロップを加える。

甘夏とセロリのグリーンスムージー。

【材料（1～2人分）】
甘夏 …… 正味約100g
セロリ（茎の部分）
　 …… 80g
水 …… 100ml
氷 …… 50～100g

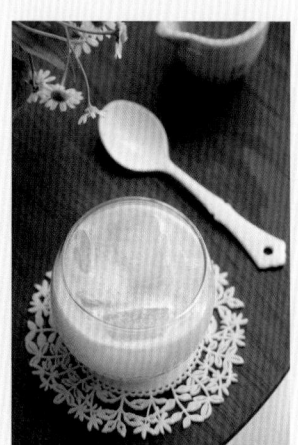

【作り方】
1. 甘夏は薄皮ごと皮をむき、薄皮と実の間に包丁を入れて実を取り出す。セロリは筋をとって角切りにする。

2. 1と水、氷、お好みではちみつをミキサーにかける。

スイカスムージー。

【材料（2人分）】
スイカ …… 正味200g
氷 …… 100g

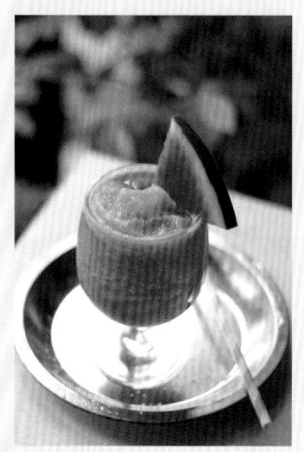

【作り方】
1. スイカは皮と種を除いて角切りにする。

2. スイカと氷をミキサーにかける。甘さが足りない時はお好みでガムシロップやはちみつをプラスする。

甘酒の豆乳割り。

【材料（2人分）】
豆乳 …… 200ml
甘酒 …… 200ml

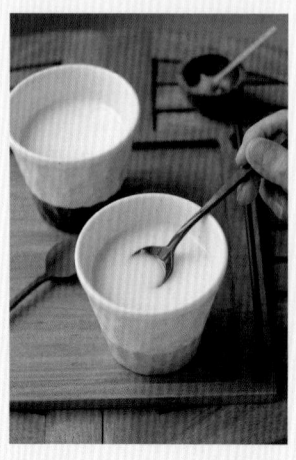

【作り方】
豆乳と甘酒を1:1で混ぜる（甘酒はアルコールの入っていない麹から造ったものを使用）。

黒ごまバナナ豆乳。

【材料（2人分）】
バナナ …… 1本
豆乳（成分無調整）
　…… 300㎖
ねりごま（黒）
　…… 10g
はちみつ …… 20g

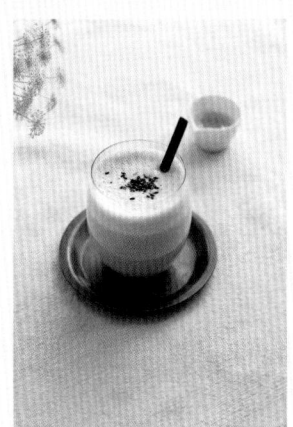

【作り方】
1. バナナは皮をむいて
輪切りにする。

2. 材料をすべてミキ
サーにかける。

3. グラスに注ぎ、お好みで黒ごまをふる。

チーズと卵のスープ。

【材料（2人分）】
卵 …… 2個
粉チーズ …… 大さじ2
水 …… 2カップ
コンソメ …… 小さじ2
マカロニ …… 30g
パセリ …… 適量
黒こしょう …… 適量

【作り方】
1. 卵をよく溶き、粉チー
ズと混ぜる。

2. 鍋に水とコンソメを
入れ、沸騰したらマカ
ロニを入れる。ふたをして弱火で表示の茹で時間通りに
茹でる。

3. 火をやや強め、菜箸で鍋のなかをぐるぐると混ぜなが
ら、少しずつ1を加えて火を止める。味をみて、必要な
ら塩少々（分量外）で味を調える。

4. 皿に盛り、粉チーズ（分量外）をかけ、パセリのみじ
ん切りと黒こしょうをふる。

ひらひらワンタンスープ。

【材料（2人分）】
ワンタンの皮 …… 5枚
豚薄切り肉 …… 50g
椎茸 …… 1個
長ネギ …… 1/2
生姜 …… 少々（すりおろし）
水 …… 2カップ
鶏ガラスープのもと
　…… 小さじ1
酒 …… 大さじ1
オイスターソース
　…… 小さじ1
塩 …… 適量

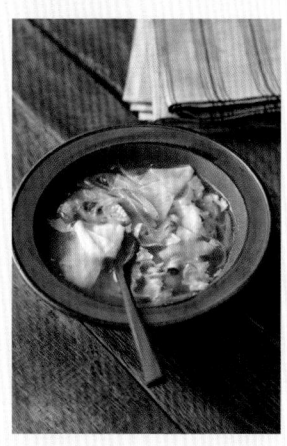

【作り方】
1. 椎茸は石づきをとってスライス、長ネギは斜め薄切り、豚
肉は細切りにする。ワンタンの皮はキッチンバサミなどで4等
分に切る。

2. 鍋に水と鶏ガラスープのもとを入れて火にかけ、沸騰して
きたら酒を加え、豚肉をほぐすように加える。椎茸と長ネギを
入れてさっと煮る。

3. 生姜のすりおろし、ワンタンの皮をくっつかないようにほ
ぐしながら加えて1分ほど煮る。オイスターソースを加え、必
要なら塩で味を調える。食べる時にお好みでラー油をかけても。

ヨーグルトトマトスープ。

【材料（2人分）】
ヨーグルト（無糖）…… 100g
トマトジュース …… 200㎖
オリーブオイル …… 適量
黒こしょう …… 適量

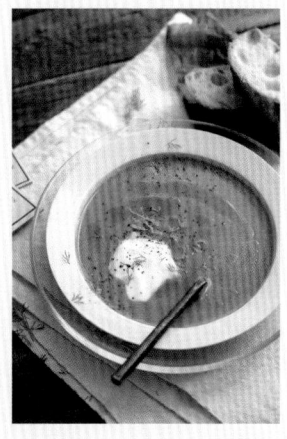

【作り方】
1. ヨーグルトとトマトジュー
スを混ぜる。

2. 器に盛り、ヨーグルト（分
量外）をスプーンですくって
落とす。オリーブオイルをか
けて黒こしょうをふる。

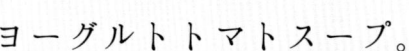

お味噌汁の具のバリエーション（我が家の場合）

◎キャベツ＋玉ねぎ＋鶏ひき肉　◎さつまいも＋油揚げ＋小松菜　◎あさり＋セリ
◎みょうが＋油揚げ＋三つ葉　◎なめこ＋ほうれん草＋豆腐　◎豆腐＋なめこ＋温泉卵
◎かぼちゃ＋えのき＋長ネギ＋豚肉　◎南蛮エビ＋長ネギ

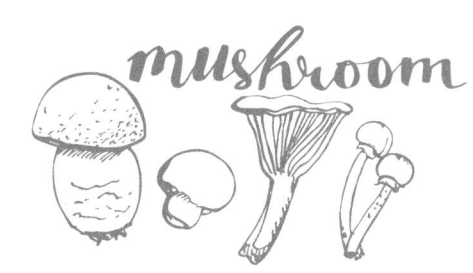

胃もたれ ～食べ過ぎ以外の原因も～

胃もたれの原因は２つ

　クリスマスに忘年会、お正月に新年会と、ご馳走続きになりがちな年末年始。春になると歓送迎会のシーズンもあり、食べ過ぎになりがちですね。「胃もたれ」は、みぞおちあたりが重苦しく感じる症状のこと。食べたものの消化が不十分な時に起こるのですが、その原因は大きく分けて２つあります。

　１つめは、食べ過ぎによるもの。普段食べている食事量以上に食べ過ぎてしまうと、消化しきれずに胃もたれを感じます。もう１つは、胃酸の分泌自体が少なくなるもの。食べものを消化する胃酸が少なくなれば、相対的に食べものの量が多くなり、同じ食事量だとしても、胃もたれを感じることもあります。胃酸の分泌自体は年齢や体調によって減少しますし、胃はストレスなどの精神的な影響を受けやすい臓器でもあります。

　どちらの原因による胃もたれであっても、胃の消化力に比べて食べものの負荷が多くなっていることは同じなので、対策としてはまず胃を休めることです。

胃もたれに効果的な食べ方

　胃もたれを感じたら油っぽいものや食物繊維の多いものは避け、消化の良い、食べやすいものを中心に、量は控えめにとるようにしましょう。一時的な食べ過ぎであれば、このような対策で症状は自然と軽くなりますが、より効果的なのは消化を助ける成分を含む食材をとること。

　デンプンなどの消化酵素であるアミラーゼを含む長芋や大根・カブなどは胃の消化力を高めます。長芋やオクラ、めかぶ、なめこ、里いもなどのネバネバの食材は、胃の粘膜を保護して、アミラーゼと一緒に消化を助ける働きをします。慢性的な胃もたれや精神的なものによる場合は、梅干しなどの酸味のあるもので胃酸分泌を刺激してあげることも効果的です。

winter

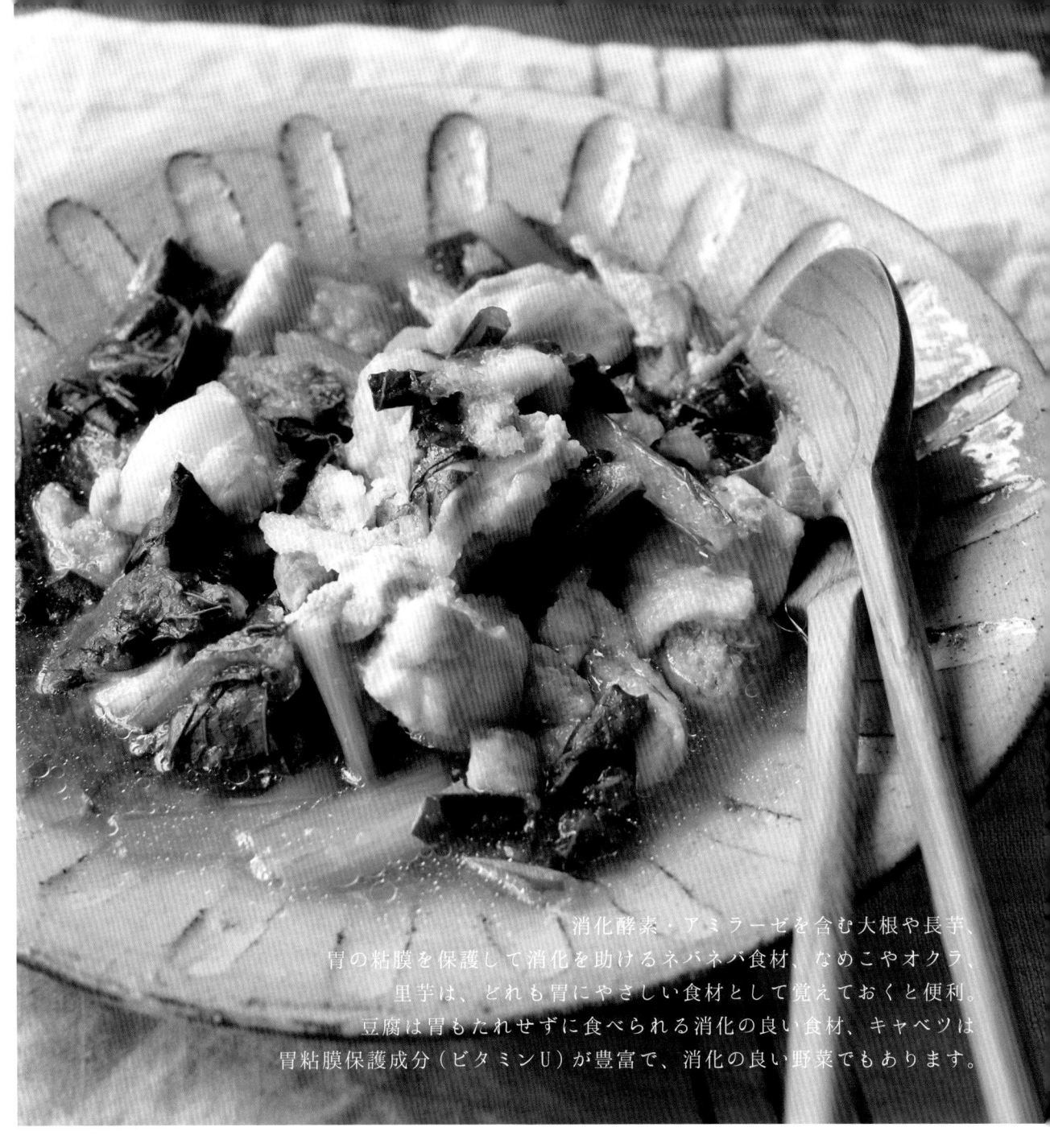

消化酵素・アミラーゼを含む大根や長芋、
胃の粘膜を保護して消化を助けるネバネバ食材、なめこやオクラ、
里芋は、どれも胃にやさしい食材として覚えておくと便利。
豆腐は胃もたれせずに食べられる消化の良い食材、キャベツは
胃粘膜保護成分（ビタミンU）が豊富で、消化の良い野菜でもあります。

鶏と小松菜の生姜おろし煮。

＼ ポイント食材 ／

大根

【材料（2人分）】

鶏もも肉 …… 1枚（250g）
小松菜 …… 100g
大根 …… 150g
生姜 …… 1片
めんつゆ（2倍濃縮）…… 50㎖

水 …… 200㎖

A ┌ 酒 …… 小さじ1
  │ 塩・砂糖
  └ …… 各ひとつまみ

片栗粉 …… 適量

【作り方】

1. 鶏もも肉はひと口大に切り、Aをもみ込む。小松菜は3cm幅に切り、大根と生姜はすりおろす。

2. 鍋に水とめんつゆを入れて火にかける。沸騰してきたら鶏肉を加える。裏返して両面の色が変わったら小松菜を加えてふたをし、弱火で3分煮る。

3. 大根と生姜を加えて軽く煮て、水溶き片栗粉を加えてとろみをつける。

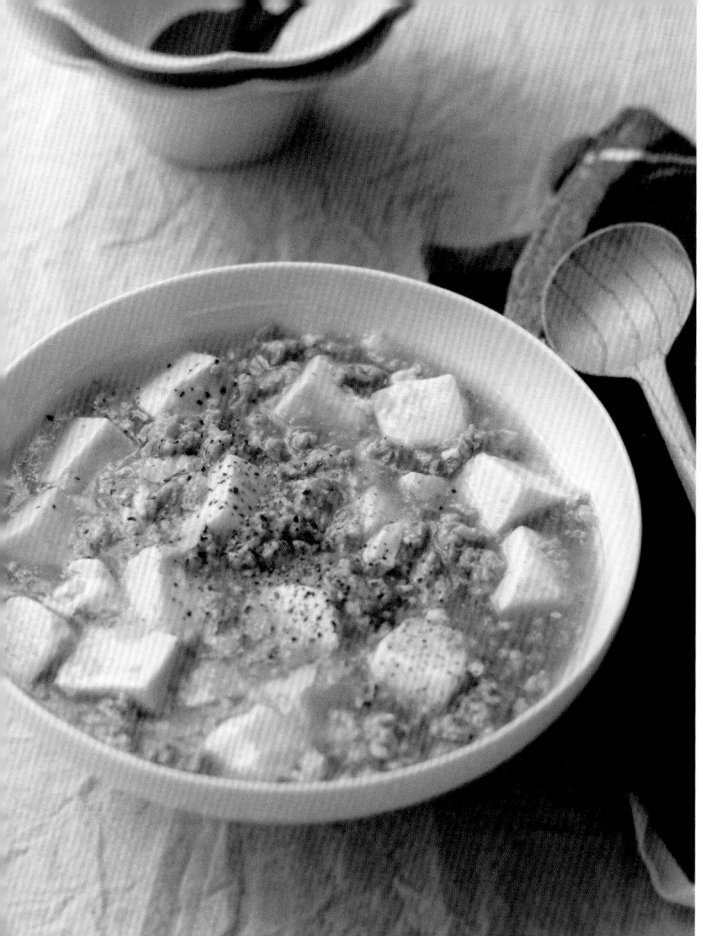

柚子こしょうの和風麻婆豆腐。

＼ ポイント食材 ／
豆腐

【材料（4人分）】

絹ごし豆腐 …… 1丁（約400g）
鶏ひき肉 …… 150g
長ネギ …… 1/2本
生姜 …… 1片
ごま油 …… 小さじ1

A ┌ めんつゆ（2倍濃縮） …… 大さじ4
　│ 水 …… 150mℓ
　│ 柚子こしょう
　└ …… 小さじ1

片栗粉 …… 適量
黒こしょう …… 適量

【作り方】

1. 長ネギと生姜はみじん切りにする。絹ごし豆腐はさいの目切りにする。

2. フライパンを熱してごま油を入れ、鶏ひき肉を炒める。全体に色が変わったら長ネギと生姜を加えて炒める。

3. Aを加え、沸騰してきたら絹ごし豆腐を加えてふたをし、弱火で2〜3分煮る。

4. 水溶き片栗粉でとろみをつける。器に盛り、黒こしょうをふり、お好みであれば柚子の皮を散らす。

＼ ポイント食材 ／
キャベツ

くたくたキャベツと骨付きチキンのスープ。

【材料（2人分）】

鶏手羽中 …… 約200g
玉ねぎ …… 1/2個
キャベツ …… 1/4個
水 …… 400mℓ
コンソメ …… 小さじ1〜2
塩・こしょう …… 各適量

【作り方】

1. 玉ねぎとキャベツはひと口大に切る。

2. 厚手の鍋に鶏手羽中を入れて上にキャベツと玉ねぎをのせて水とコンソメを加える。火にかけてふたをし、沸騰してきたら弱火にして30〜40分コトコト煮る。水分が少なくなるようなら水を適宜追加する。

3. 味をみて必要なら塩で味を調え、こしょうをふる。ふたをしたまま放置して一度室温まで冷ますと、より柔らかく、鶏肉にも味が染み込む。

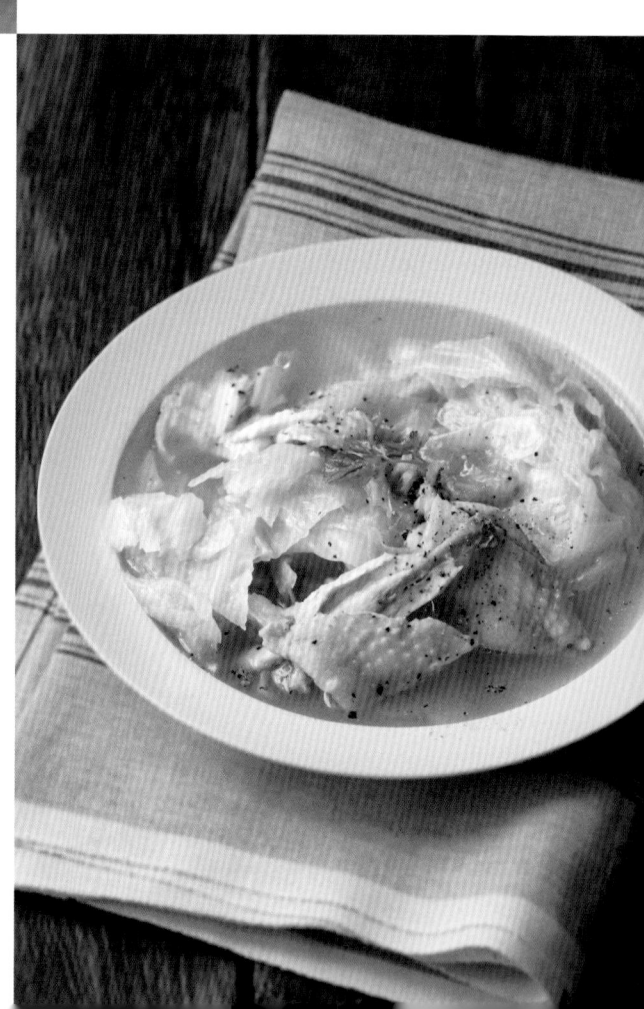

なめこみぞれ蕎麦。

＼ ポイント食材 ／
なめこ

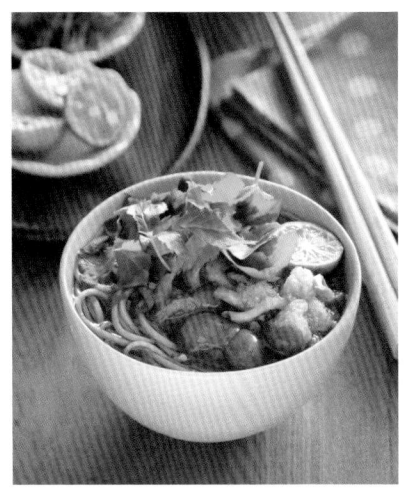

【材料（2人分）】
なめこ …… 約100g
大根おろし …… 1/2カップ
A ┌ 醤油 …… 小さじ2
　 └ みりん …… 小さじ2
三つ葉 …… 適量
すだち …… 適量
蕎麦 …… 200g
めんつゆ（ストレート）
　　…… 600〜800ml

【作り方】
1. なめこはザルに入れて洗い、水気を切る。鍋に大根おろし、なめこ、Aを入れて火にかけ、ふたをして2〜3分煮る。

2. 器に温めためんつゆ、茹でた蕎麦を入れ、1をのせる。刻んだ三つ葉、すだちを添える。

大根ツナサラダ。

＼ ポイント食材 ／
大根

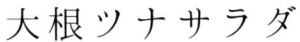

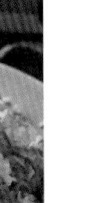

【材料（作りやすい分量）】
大根 …… 約5cm（200gくらい）
ツナ缶（オイル漬け）…… 1缶
みょうが …… 2本
リーフレタス …… 2枚
かつお削り節 …… ひとつかみ
ごま油 …… 大さじ1
めんつゆ（2倍濃縮）…… 適量
ポン酢 …… 適量

【作り方】
1. 大根は千切り、みょうがは薄切り、レタスは手でちぎる。

2. 器にレタスを敷き、大根、漬け汁ごとのツナ、みょうが、かつお削り節をのせる。

3. ごま油を回しかける。食べる時にめんつゆとポン酢を1：1で合わせたものをかける。

オクラとなめこのお豆腐サラダ。

＼ ポイント食材 ／
オクラ、なめこ

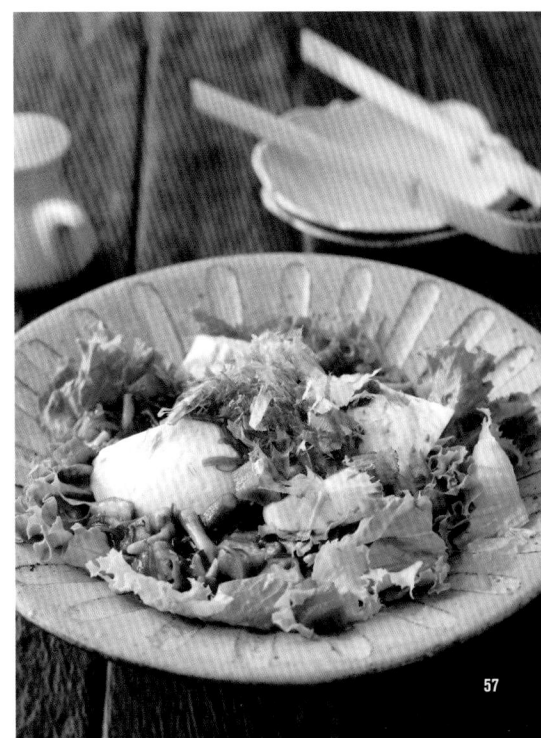

【材料（4人分）】
絹ごし豆腐 …… 1丁
なめこ …… 80g
オクラ …… 8本
めかぶ …… 40g
リーフレタス …… 1〜2枚
かつお削り節 …… ひとつかみ
めんつゆ（2倍濃縮）
　　…… 小さじ2
ごま油 …… 適量
ポン酢 …… 適量

【作り方】
1. オクラは塩少々（分量外）入れた湯で茹でて小口切りにする。なめこはさっと茹でてザルにあげて水気をしっかりと切る。レタスはひと口大に手でちぎる。

2. オクラ、なめこ、めかぶにめんつゆを加えて和える。

3. 皿にレタスを敷き、豆腐をスプーンなどですくって盛り付け、上に2をのせる。ごま油を回しかけ、かつお削り節をのせる。食べる時にお好みでめんつゆかポン酢をかける。

もずくと長芋の叩き和え。

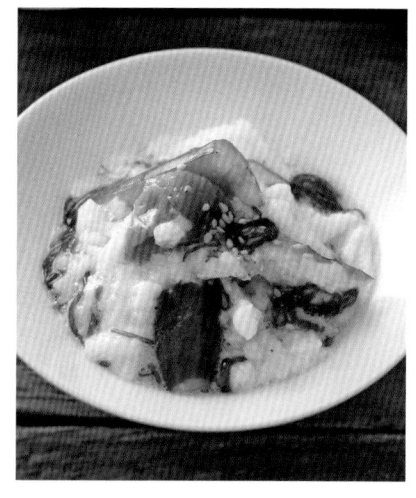

【材料（2人分）】
長芋 …… 100g
きゅうり …… 1/2本
もずく（味付け・三杯酢）
　　…… 1パック（約70g）
梅干し …… 適量
塩 …… 少々

【作り方】
1. きゅうりはめん棒などで叩いてひと口大に割り、塩をまぶし5分ほどおく。

2. 長芋は皮をむいてビニール袋に入れ、めん棒などで叩く。

3. 水気を切った1と2、軽く漬け汁を切ったもずくを和える。器に盛り、叩いた梅肉をのせる。お好みでポン酢か醤油をかける。

大根のだし煮。

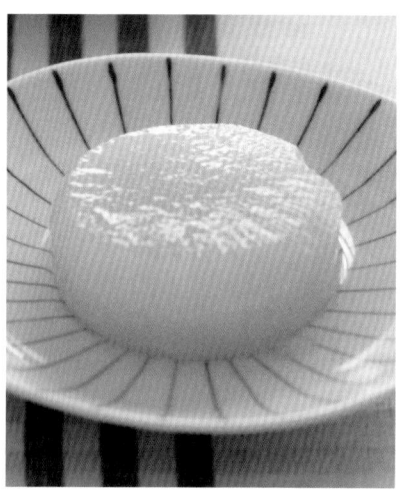

【材料（作りやすい分量）】
大根 …… 1本
だし汁 …… 500㎖
塩 …… 小さじ1前後

【作り方】
1. 大根は厚めの輪切りにして皮をむき、面取りをする。片面中央に十字に切り込みを入れる。

2. 鍋に大根とだし汁を入れて火にかけ、沸騰したら弱火で30分ほど煮る。だしの量は大根がかぶるくらいに適宜調節する。

3. 塩を加えて火を止め、ふたをしてそのまま冷ます。冷ますことで大根に味が染みる。食べる時は再度温める。保存容器に入れて保存も可。食べる際は味噌ダレなどお好みのタレをかけても。

里芋ののっぺい汁風。

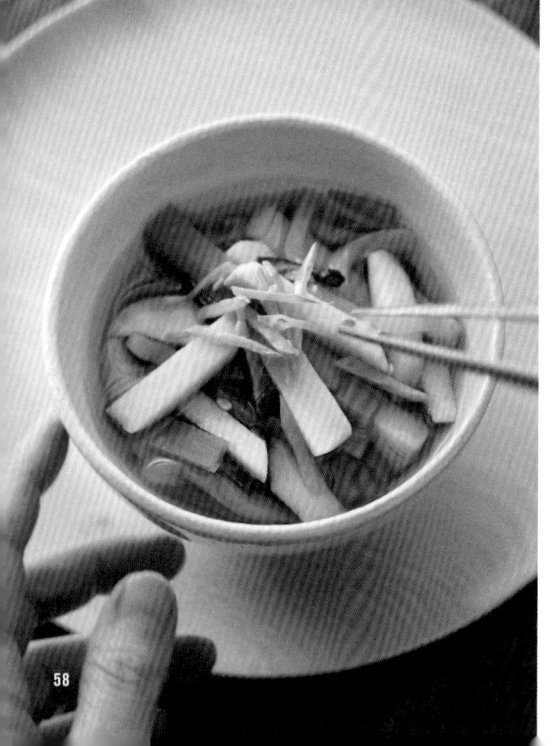

【材料（2人分）】
里芋 …… 3個
にんじん …… 50g
つきこんにゃく …… 50g
かまぼこ …… 50g
干し椎茸 …… 1枚
絹さや …… 適量
　　水 …… 200㎖
　　醤油 …… 大さじ1/2
A　みりん …… 小さじ1/2
　　砂糖 …… 小さじ1/2
　　塩 …… 小さじ1/2弱

【作り方】
1. 干し椎茸は水（分量外：150〜200㎖程度）で戻しておく（戻し汁はとっておく）。絹さやは塩茹でして細切りにする。

2. 里芋、にんじんは皮をむいて拍子木切り、戻した干し椎茸は石づきをとって薄切り、かまぼこは拍子木切りにする。

3. 鍋にAと干し椎茸の戻し汁100㎖、2、つきこんにゃくを入れて火にかける。沸騰したらふたをして弱火で10分煮る。

4. 味をみて必要なら塩少々（分量外）で調える。そのまま冷まし、粗熱をとる。絹さやを加える。

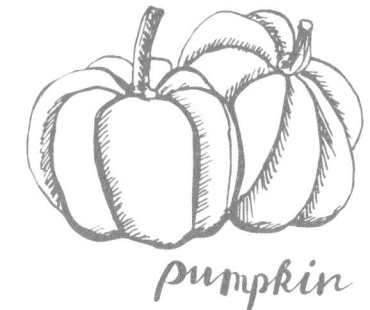
pumpkin

Column 11.

寒がりと冷え性
〜その違いと対策〜

部分的な冷たさを感じたら "冷え性" かも

　寒い時に "寒い" と思うのは、おかしいことではないですよね。冬になって気温が下がれば誰だって寒いと感じます。でも、寒いからといって「冷え性」かというと、そんなことはないんです。寒いと感じるけれど、体を温めることができる人は、「寒がり」です。

　それに対して「冷え性」は、体全体の寒さというよりは、部分的な体の冷たさ・冷えを感じることが多いように思います。体は寒さを感じないのに、手足だけがいくら温めても冷たい末梢が冷えるタイプのほかにも、お腹の中だけが冷える内臓型の冷え性もあります。これは、血液の循環が悪く、体の末端である手足まで上手く血液が循環していないことが原因の1つ。内臓への循環も悪くなると、お腹が冷えて代謝も悪くなり、便秘や下痢などの症状の原因にもなります。この場合は血液の循環を良くすることが必要。手足やお腹を中心に温めることはもちろん、マッサージをしたり意識的に手足を動かしたり、軽いストレッチや運動もおすすめです。

体を温める食材を知っておきましょう

　それから、やっぱり気をつけたいのが食事。食材を食べた時に、体を温めるものか冷やすものかを、「寒・涼・平・温・熱」の5段階に分けるという考え方を聞いたことがあるでしょうか。体が冷えるなと思った時は温めてくれる温熱性の食材を積極的に食べるようにするのもいいと思います。

　体を温める食材で有名なのが生姜。また、βカロチンが豊富で温熱性の食材でもあるかぼちゃは、貴重な冬の緑黄色野菜の1つです。冬至に食べる理由も分かりますね。肉類では、鶏と羊が温熱性。牛・豚は平熱性の食材です。魚介の中では、鮭やサバ、イワシ、アジ、エビなどが温熱性。寒くなってくるとよく見かける魚が多いですね。

winter

体を温める代表的な食材である生姜やネギ、玉ねぎ、
温熱性の食材でもある冬の貴重な緑黄色野菜・かぼちゃを
積極的にとるといいでしょう。
肉や魚では、鶏肉、エビなどが温熱性と知っておくと
役立ちます。調理法も、揚げたり炒めたり、
熱を加えることを意識してみましょう。

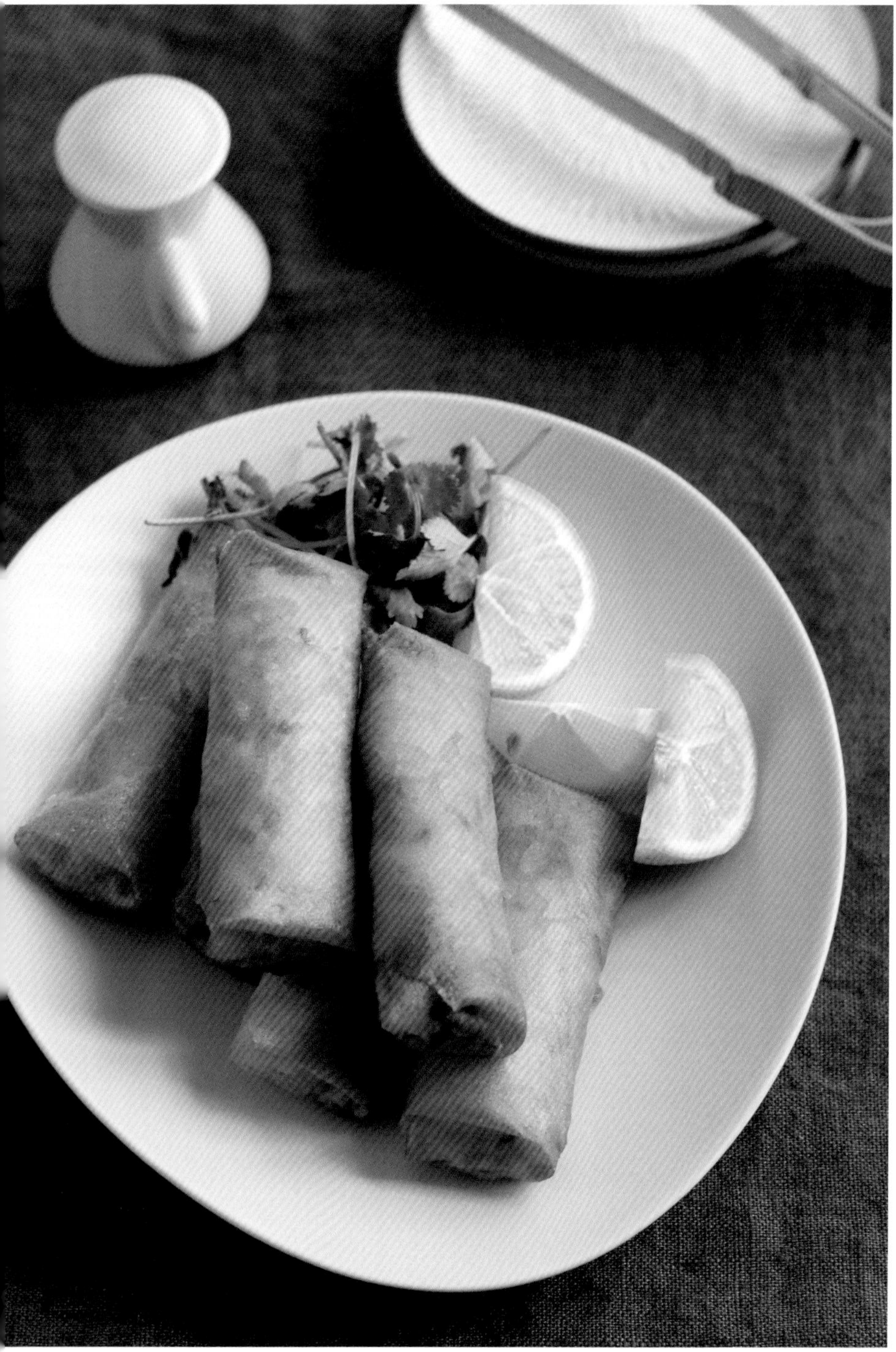

\ ポイント食材 /

長ネギ、生姜

豚とキャベツの春巻き。

【材料（8本分）】
キャベツ
　…… 1/8個（約250g）
長ネギ …… 1/2本
生姜 …… 1片
豚薄切り肉 …… 100g
ごま油 …… 小さじ1

A ┌ 水 …… 50㎖
　│ 鶏ガラスープのもと
　│ 　…… 小さじ1
　│ オイスターソース
　│ 　…… 小さじ1
　└ 片栗粉 …… 小さじ1

塩 …… 適量
春巻きの皮 …… 8枚

【作り方】
1. キャベツは細切り、長ネギは斜め薄切り、生姜はみじん切りにする。豚肉は細切りにする。

2. フライパンを中火で熱してごま油を入れ、豚肉を炒める。豚肉の色が変わったら1のほかの材料を加えてさらに炒める。キャベツに火が通ったら一度火を弱め、よく混ぜ合わせたAを加えて混ぜる。再度中火にしてとろみがつくまで混ぜ、味をみて必要なら塩で味を調える。

3. 冷ました2を8等分にしてそれぞれ春巻きの皮に包み、水溶き小麦粉（分量外）をつけてしっかりと閉じる。

4. 160℃の油で揚げる。

じゃがいもと
豚肉のネギこしょう炒め。

＼ポイント食材／
長ネギ、
黒こしょう

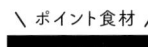

【材料 (2人分)】
じゃがいも …… 2個
豚ひき肉 …… 50g
長ネギ …… 1/2本
生姜 …… 1片
酒 …… 小さじ1
醤油 …… 小さじ1
ごま油 …… 大さじ1
塩・黒こしょう …… 適量

【作り方】
1. じゃがいもは皮をむいてマッチ棒大の細切りにし、水にさらす。長ネギと生姜はみじん切りにする。豚ひき肉に酒を混ぜておく。

2. フライパンを熱して半量のごま油を入れ、水気を切ったじゃがいもを加えて炒める。全体が透き通ってきたら塩少々をふってなじませ、一度取り出す。

3. フライパンに残りの油を加えて長ネギと生姜を炒める。豚ひき肉を加えてさらに炒め、醤油を加える。

4. フライパンにじゃがいもを戻し入れて炒め合わせ、塩・黒こしょうで味を調える。

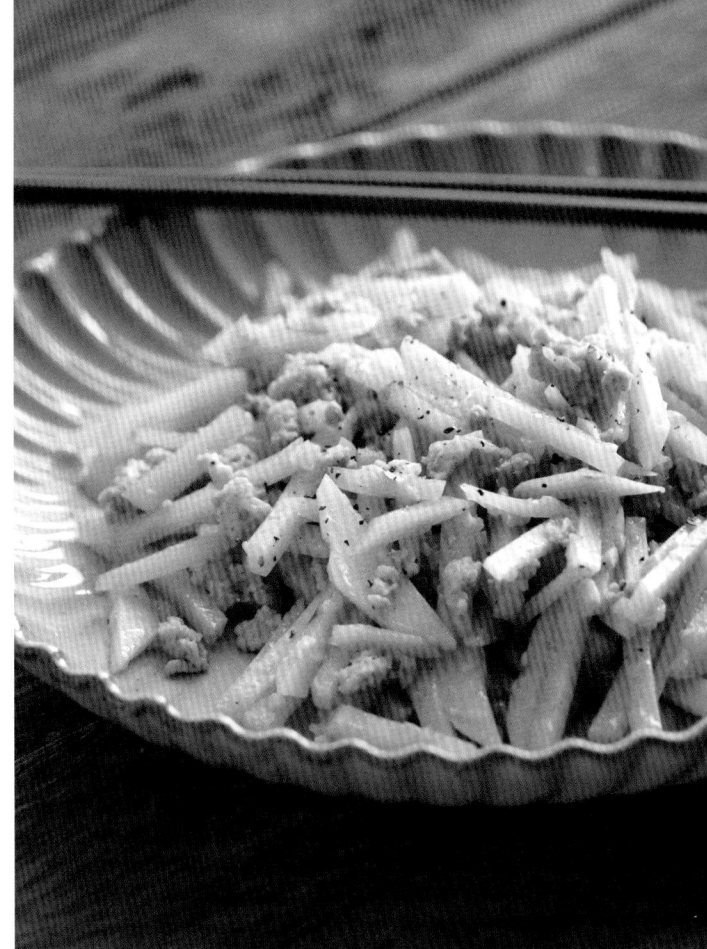

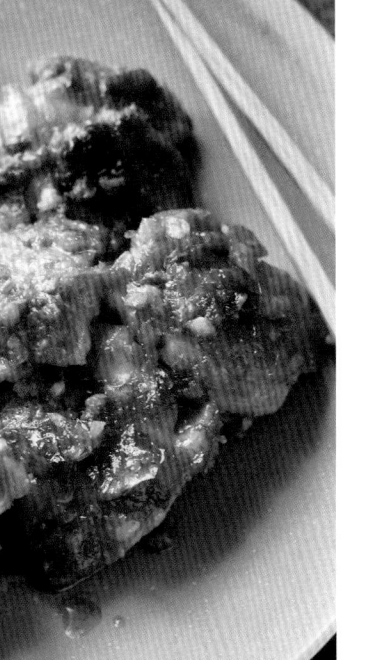

＼ポイント食材／
鶏肉、長ネギ

鶏の香味漬け焼き。

【材料 (2人分)】
鶏もも肉 …… 1枚 (250g)
生姜 …… 1片
長ネギ …… 1/4本
A[醤油 …… 大さじ1
   砂糖 …… 小さじ2
サラダ油 …… 小さじ1

【作り方】
1. 鶏肉は大きめのひと口大に切る。生姜はすりおろし、長ネギはみじん切りにする。鶏肉に、生姜、長ネギ、Aをもみ込み、冷蔵庫で30分～一晩おく。

2. フライパンを中火で熱してサラダ油を加え、鶏肉を広げて入れる。あまり動かさずに焼き色がつくまで中火で5分ほど焼き、裏返して強めの弱火でさらに5分焼く。

3. 器に盛り、お好みで大葉やすだちを添える。

生姜

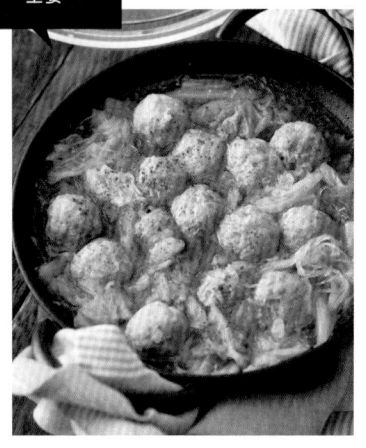

かぼちゃ、鶏肉

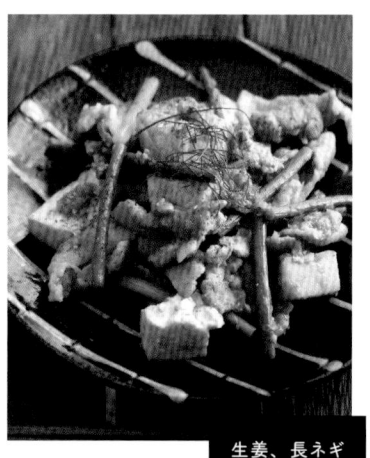

生姜、長ネギ

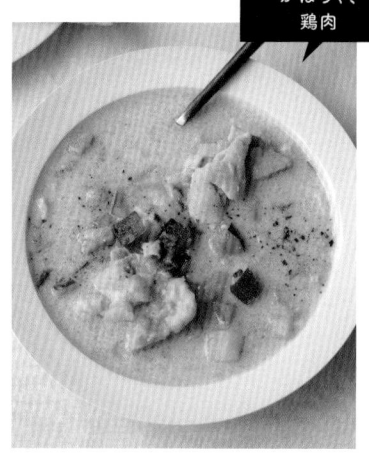

ふんわり肉団子と白菜の中華煮込み。

【材料（4人分）】
豚ひき肉 …… 250g
玉ねぎ …… 1/4個
A［生パン粉 …… 20g（1/2カップ）
　 卵 …… 1個
　 砂糖・醤油 …… 各小さじ1
白菜 …… 350〜400g
生姜 …… 1片
B［水 …… 300ml
　 鶏ガラスープのもと …… 小さじ1
　 オイスターソース …… 小さじ2
春雨（乾燥 ※熱湯で戻すもの）
　 …… 30g
ごま油 …… 小さじ2

【作り方】
1. 玉ねぎはみじん切りにして塩ひとつまみ（分量外）を加えてもみ込み、5分ほどおく。出てきた水分は絞る。白菜は芯の部分は拍子木切り、葉の部分はひと口大に切る。生姜は千切りにする。

2. ボウルに豚ひき肉、玉ねぎ、Aを入れ、粘りが出るまでよく混ぜる。ひと口大に丸めて、バットなどに並べる。

3. 鍋を中火で熱して半量のごま油を入れ、白菜の芯の部分と生姜を炒める。しんなりとしたら白菜の葉の部分を入れてざっと炒め、Bを加える。沸騰してきたら弱火にして2の肉団子を加える。ふたをして弱火で5分煮る。

4. 春雨を入れて、再度ふたをして5分煮込む。塩（分量外）で味を調え、残りのごま油を加える。

肉豆腐のピリ辛香味炒め。

【材料（2人分）】
木綿豆腐 …… 1/2丁（約150g）
豚薄切りバラ肉 …… 150g
A［醤油 …… 小さじ1
　 みりん …… 小さじ1
ニンニクの芽 …… 5本
長ネギ …… 1/2本
生姜 …… 1片
ニンニク …… 1片
ごま油 …… 小さじ2
オイスターソース …… 小さじ2
ごまラー油 …… 適量

【作り方】
1. 水切りしておいた豆腐を10等分ほどの食べやすい大きさに切る。

2. ニンニクの芽は約3cm長さに切る。長ネギ、ニンニク、生姜はみじん切りにする。豚肉はひと口大に切り、Aをもみ込む。

3. フライパンに半量のごま油を熱して豆腐の両面に焼き色をつけるように焼き、一度取り出す。

4. フライパンに残りのごま油を入れ、長ネギ、ニンニク、生姜を炒める。しんなりとしてきたら豚肉を入れ、両面に焼き色をつけるように炒める。

5. ニンニクの芽を加えてさっと炒め合わせ、豆腐を戻し、オイスターソース、ごまラー油を加えて炒める。皿に盛り、お好みで粉山椒をふり、糸唐辛子をのせる。

チキンとかぼちゃの豆乳チャウダー。

【材料（4人分）】
鶏もも肉 …… 1枚
A［塩 …… 小さじ1/2
　 砂糖 …… 小さじ1/4
玉ねぎ …… 1/2個
かぼちゃ …… 150g
さつまいも …… 150g
きのこ（お好みのもの） …… 50g
サラダ油 …… 大さじ1
水 …… 200ml
豆乳 …… 200ml
塩・こしょう …… 各適量

【作り方】
1. 鶏もも肉は大きめのひと口大に切り、Aをもみ込み15分ほどおく。玉ねぎ、かぼちゃ、きのこは角切りにする。さつまいもは角切りにして水にさらし、水気をよく切る。

2. 厚手の鍋を中火で熱してサラダ油を入れ、鶏肉を入れて表面に焼き色をつける。

3. 焼き色がついたら玉ねぎ、かぼちゃ、きのこ、さつまいもを加えて炒める。

4. 水を加えてふたをし、沸騰したら弱火で20分ほど煮込む。豆乳を加え、塩・こしょうで味を調える。

生姜、鶏肉

かぼちゃ

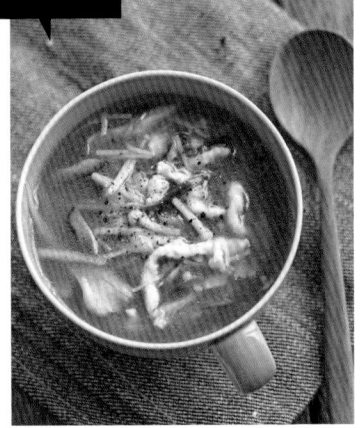

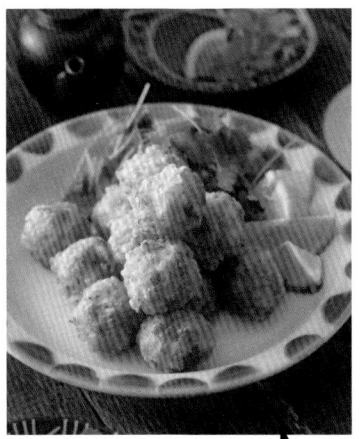

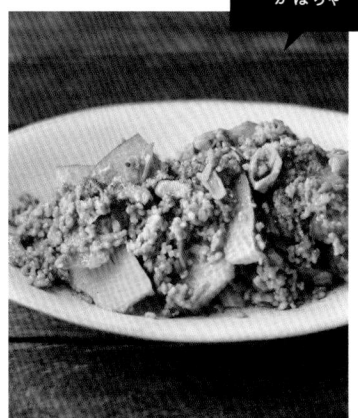

鶏むね肉ときのこの生姜スープ。

エビ

/ ポイント食材 \

ふんわりエビ団子。

かぼちゃの肉味噌炒め。

【材料（2人分）】
鶏むね肉 …… 100g
ごま油 …… 大さじ1
A ┌ 酒 …… 小さじ1
  │ 塩 …… 小さじ1/4
  └ 砂糖 …… ひとつまみ
片栗粉 …… 小さじ2
きのこ（お好みのもの）…… 200g
生姜 …… 10g
青ネギ …… 2本
水 …… 400mℓ
鶏ガラスープのもと …… 小さじ2
オイスターソース …… 小さじ1
塩・黒こしょう …… 各適量

【作り方】
1. 鶏むね肉は薄切りにしたのち細切りにし、Aをもみ込んで15分おく。きのこは石づきをとって2〜3cm長さに切る（ここでは椎茸、マイタケ、えのきを使用）。生姜は千切り、青ネギは斜め切りにする。

2. 厚手の鍋を中火で熱してごま油2/3量（小さじ2）を入れ、きのこと生姜を炒める。しんなりとしたら水、鶏ガラスープのもとを加える。ふたをして沸騰してきたら弱火で2〜3分煮る。

3. 鶏むね肉に片栗粉をまぶす。2の鍋の火を強め、鶏肉をほぐしながら加える。鶏肉の色が変わったらオイスターソースを加え、黒こしょうをふり、青ネギを加え、塩で味を調える。最後に残りのごま油を加える。

【材料（4人分）】
むきエビ …… 200g
玉ねぎ …… 1/8個
はんぺん …… 60g
薄力粉 …… 大さじ1
塩 …… 少々
卵 …… 1個
片栗粉 …… 大さじ3前後
揚げ油 …… 適量

【作り方】
1. 玉ねぎはみじん切りにし、塩少々でもみ、5分ほどおく。はんぺんは粗みじん切り、むきエビは背ワタをとって包丁で潰してから粗く刻む。

2. ボウルにエビ、はんぺん、水気をよく絞った玉ねぎ、薄力粉を加えてよく混ぜる。

3. 2をひと口大に丸める（時間があれば一度冷蔵庫で冷やす）。

4. ボウルに卵と片栗粉を入れ、ダマがなくなるまでよく混ぜ、卵衣を作る。揚げ油を170℃に温め、3のエビ団子を卵衣にくぐらせて揚げる。

【材料（2人分）】
かぼちゃ …… 1/8個（約250g）
ししとう …… 3本
豚ひき肉 …… 100g
ごま油 …… 大さじ1
A ┌ 酒・みりん・味噌
  │   …… 各大さじ1
  │ 砂糖 …… 小さじ1
  │ 醤油 …… 少々
  └ 片栗粉 …… 小さじ1/2

【作り方】
1. かぼちゃは7〜8mm厚さに切る。ししとうはヘタを切り落として竹串などで種をとって洗い、輪切りにする。

2. フライパンを熱してごま油小さじ2を入れ、かぼちゃを並べてふたをし、途中返しながら強めの弱火で10分前後蒸し焼きにする。一度取り出す。

3. 豚ひき肉にAを加えてよく混ぜる。

4. フライパンに残りのごま油（小さじ1）を入れて3を炒める。かぼちゃと水大さじ1（分量外）を加えて炒め合わせ、ししとうを加えて炒める。

Column 12.

花粉症 〜食べもので症状をやわらげる〜

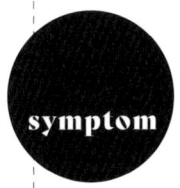

symptom

lotus root

花粉症が発症するメカニズム

日本で春に多いスギ花粉による花粉症。今までなんともなかった人が、ある年突然花粉症になってしまった！なんていう話も聞きませんか？

そもそも人の体は、外敵（アレルゲン：抗原）が体に侵入すると、これを外に排除しようと対抗する物質（抗体）を作ります。抗体ができることで、次に外敵が侵入した時に、すぐに排除する反応を起こすことができるのです。

このシステムに少し狂いが生じ、花粉に対しての抗体がたくさん産生されてしまうのが花粉症の正体。抗体があるだけでは症状は出ませんが、これがある一定量以上になってしまうと、花粉が再度体に侵入した時にアレルギー症状を引き起こす物質が出るようになり、くしゃみや鼻水、鼻づまりなどの症状が現れます。

免疫力を高める食べもので体質改善

少しでも症状が軽くなるように、体質改善ができたらうれしいですよね。花粉症対策に有効な食べものを調べてみると、たくさんの食材が出てきます。有名なのがヨーグルトなどの乳酸菌類。ヨーグルトの乳酸菌は腸内細菌を整え、花粉症にも有効といわれています。ほかにも納豆などの発酵食品も腸内細菌を整える効果があります。

レンコンにはアレルゲンに反応する抗体を抑制する働きがあるポリフェノールの一種や、抗酸化作用のあるビタミンC、粘膜を保護するムチンも多く含まれていて、花粉症対策としても話題になりました。大葉にもポリフェノールの一種が含まれていて、くしゃみや鼻水の原因となるヒスタミンを抑える効果があります。ビタミンAやCが豊富なフルーツや緑黄色野菜なども有効といわれています。

アレルギーを根本的に「治す」というのはなかなか難しいことですが、本来の体質だけでなく生活環境や食生活とも密接に関係があることも確か。食事は毎日口にするもの。その内容次第では、少しずつ体質改善できるはずです。

レンコンや大葉、ヨーグルトなど、花粉症対策に
有効とされる食べものは、本格シーズンになる前から
食べ始めて、免疫力を高めていきましょう。
ブロッコリー、菜の花、にんじんなどの緑黄色野菜や、
サバやあじ、イワシなどの青魚も有効といわれています。

\ ポイント食材 /

サバ

揚げサバとレンコンのサラダ仕立て。
ネギドレッシング。

【材料（2人分）】
サバ …… 2切れ
レンコン
　…… 1/2節（約100g）
キャベツ …… 1/8個
水菜 …… 1束
A ┌ ポン酢 …… 大さじ1
　│ めんつゆ（2倍濃縮）
　│ 　…… 大さじ1
　│ 長ネギ（みじん切り）
　│ 　…… 1/4本
　│ 生姜（すりおろし）
　└ 　…… 少々
塩・片栗粉・ごま
　…… 各適量
サラダ油 …… 適量

【作り方】
1. キャベツは2〜3cm角に、水菜は3cm幅に切る。Aを合わせドレッシングを作る。

2. サバは塩少々をふり、10分ほどおいて水気をしっかり拭く。1切れを4等分にし、片栗粉をまぶす。

3. レンコンは皮をむき、1cm幅の半月切りにして水にさらす。水気を拭き、片栗粉をしっかりとまぶす。

4. フライパンに多めの油を入れ、2、3を揚げ焼きにする。

5. 皿に1の野菜を敷き、4をのせる。ごま、あれば糸唐辛子をのせる。ネギドレッシングをかける。

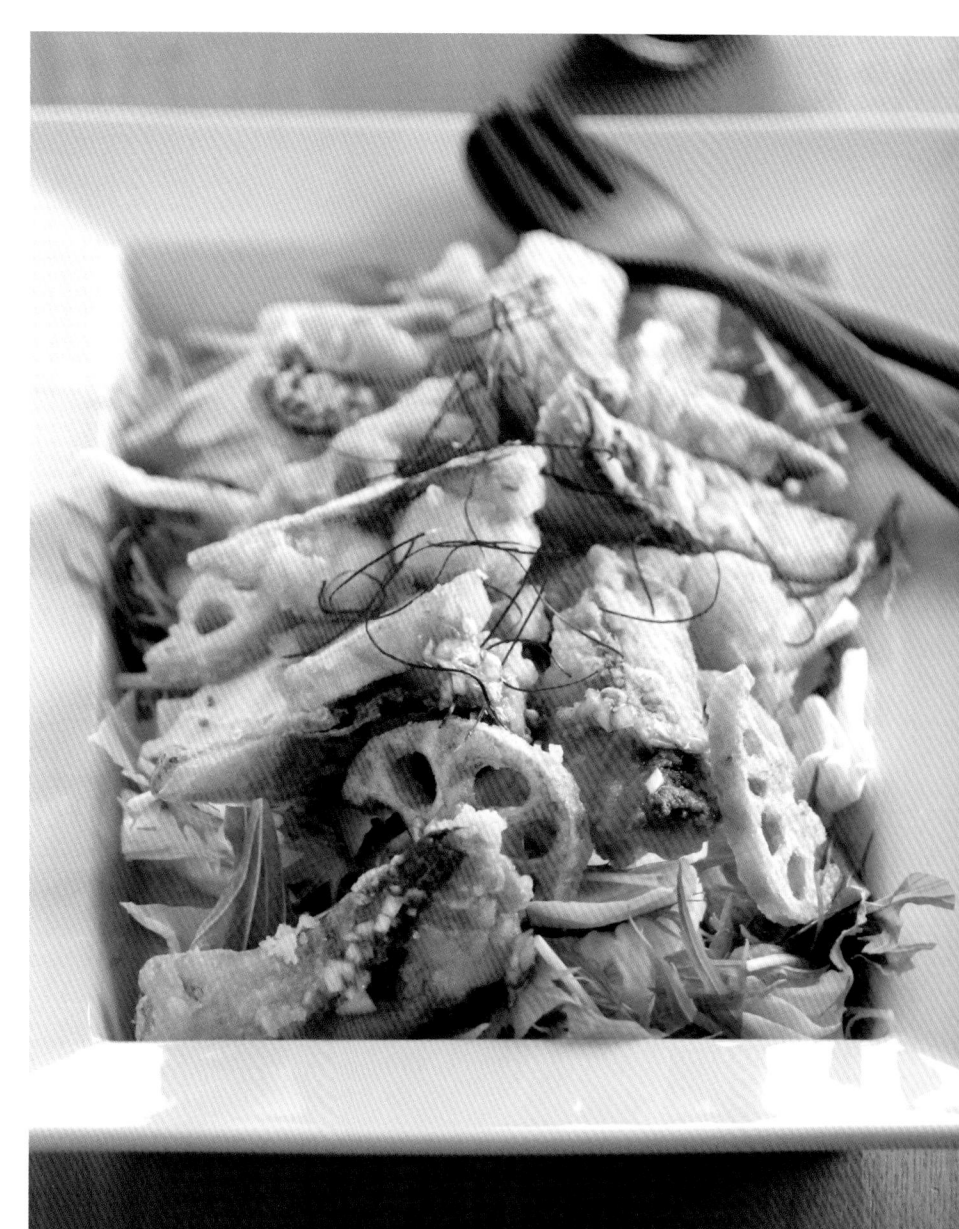

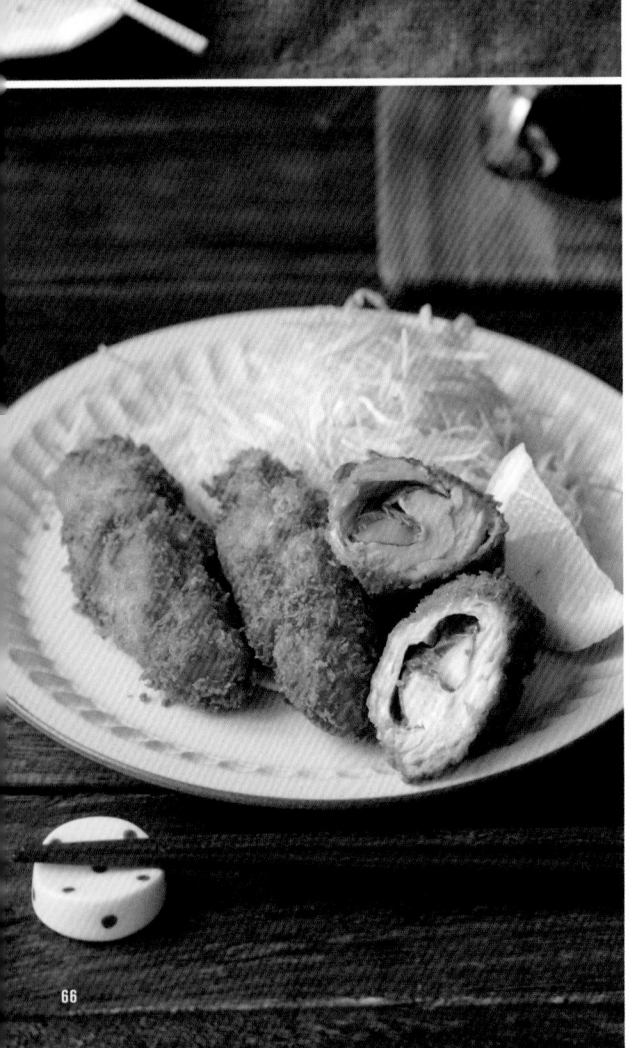

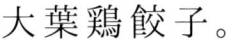

大葉鶏餃子。

【材料（2人分）】
鶏ひき肉 …… 250g
玉ねぎ …… 1個
大葉 …… 15枚
ごま油 …… 大さじ2
A［
酒 …… 大さじ1
醤油 …… 小さじ2
砂糖 …… 小さじ1
塩 …… 小さじ1/4
］
餃子の皮 …… 20枚
片栗粉 …… 適量

【作り方】
1.玉ねぎはみじん切りにし、塩小さじ1/4（分量外）でもみ、10分ほどおく。出てきた水分をしっかり絞る。大葉はみじん切りにする。

2.ボウルに鶏ひき肉、1の玉ねぎと大葉、Aを入れてよく混ぜる。餃子の皮で包み、薄く片栗粉を敷いたバットに並べる。

3.フライパンに半量のごま油を入れて餃子を並べる。薄く茶色い焦げ色がついたら水（分量外）を半分ほどの高さまで（約100ml）入れてふたをする。

4.3〜5分蒸し焼きにし、水分がほとんどなくなったらふたを開け、周囲に残りのごま油を回しかけて水分を飛ばすように焼く。

5.器に盛り、お好みで酢＋柚子こしょう、酢＋ラー油などのつけダレを添える。

鶏むね肉の
大葉チーズロールフライ。

【材料（2人分）】
鶏むね肉
…… 1枚（250〜300g）
A［
酒 …… 大さじ1
塩 …… 小さじ1/4
砂糖 …… ひとつまみ
］
大葉 …… 6枚
プロセスチーズ …… 30g
薄力粉 …… 適量
溶き卵 …… 適量
パン粉 …… 適量

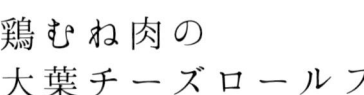

【作り方】
1.鶏むね肉を6等分の薄い削ぎ切りにして、中央に深く切り込みを入れて開く。Aをもみ込んで15分ほどおく。

2.チーズは6等分の棒状に切る。

3.鶏肉の余分な水分をキッチンペーパーで拭き、1枚を開いて広げ、大葉1枚とチーズ1切れをのせてくるくると巻き、手で軽く握るようにして形を整える。同じようにあと5個作る。

4.薄く薄力粉をまぶし、溶き卵にくぐらせて、表面にパン粉をまぶす。170℃の油で揚げる。

レンコンお豆腐団子。

＼ ポイント食材 ／
レンコン

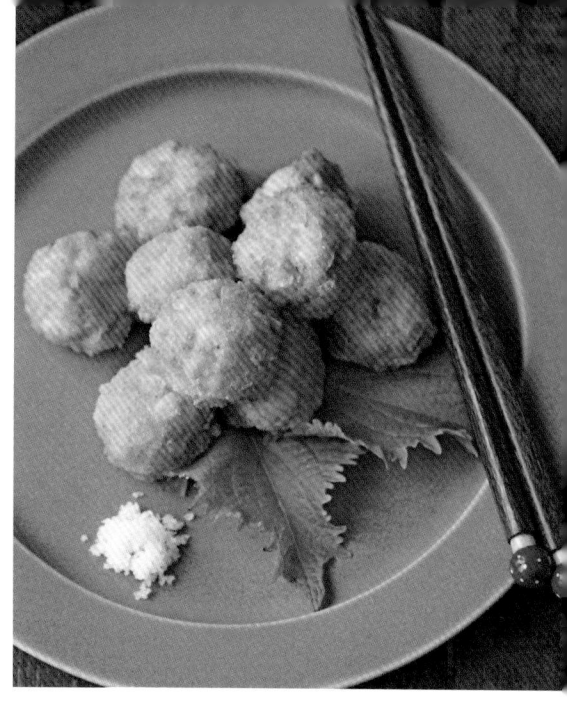

【材料（4人分）】
レンコン …… 約150g
木綿豆腐 …… 1/2丁（200g）
片栗粉 …… 大さじ2
塩 …… 小さじ1/4
揚げ油 …… 適量

【作り方】
1.豆腐はしっかり水切りする。

2.レンコンは皮をむいてすりおろし、軽く水分を切る。ボウルにレンコン、豆腐、塩を加えて、豆腐を手で崩しながらよく混ぜる。

3.豆腐が細かくなったら、片栗粉を加えて混ぜる。

4.3を丸めて揚げる。

5.お好みで塩や天つゆを添えていただく。

菜の花のツナマヨ和え。

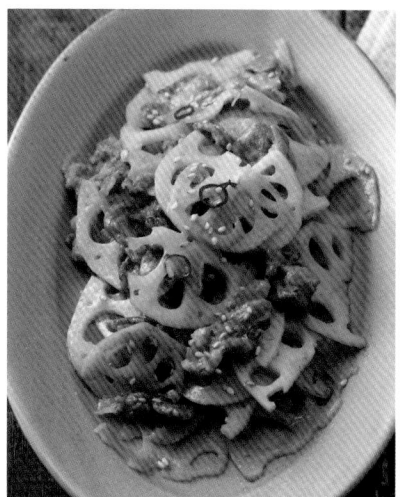

【材料（2人分）】
菜の花 …… 1袋（約150g）
めんつゆ（2倍濃縮）
　…… 大さじ1
ツナ缶（オイル漬け・小）
　…… 1/2缶
マヨネーズ …… 小さじ1強
いりごま（白）…… 適量

【作り方】
1.菜の花は塩少々（分量外）を入れた湯で茹でて冷水にとり、水気をしっかりと絞る。

2.2〜3cm幅に切り、めんつゆで和える。

3.ツナ缶とマヨネーズを和え、2に加えてざっと和える。いりごまをふる。

＼ ポイント食材 ／
菜の花

＼ ポイント食材 ／
レンコン

レンコンの甘酢きんぴら。

【材料（2人分）】
レンコン …… 150g
豚薄切り肉 …… 50g
赤唐辛子（輪切り）…… 少々
A［ みりん …… 小さじ1
　 塩 …… 少々
B［ 砂糖 …… 小さじ1/2
　 みりん …… 小さじ2
　 酢 …… 小さじ1
醤油 …… 小さじ1〜2
サラダ油 …… 大さじ1

【作り方】
1.レンコンは皮をむいて半分に切り、薄切りにして水にさらす。豚肉はひと口大に切り、Aをもみ込む。

2.フライパンを中火で熱してサラダ油を入れ、豚肉を広げて両面焼く。

3.レンコンの水気を切って2に加え、炒める。レンコンが透き通ってきたらBを加えてさらに炒める。

4.レンコンに火が通ったら醤油で味を調え、赤唐辛子を散らす。

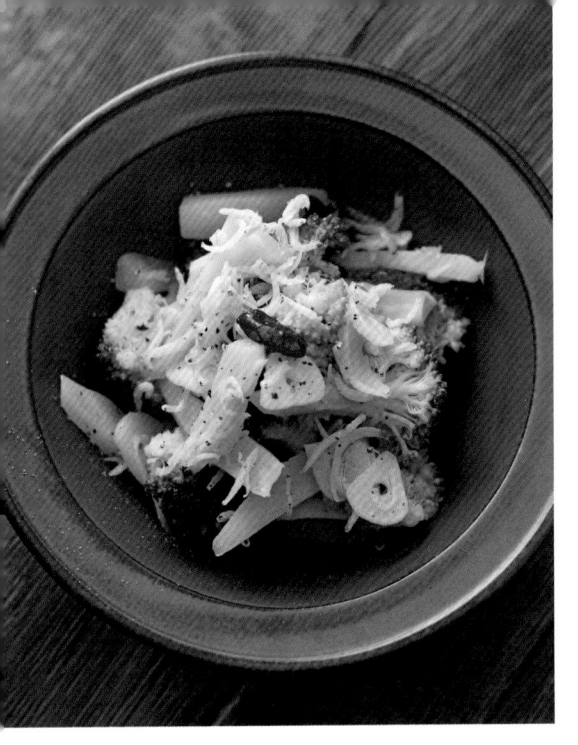

ブロッコリーとしらすの ペペロンチーニ炒め。

＼ ポイント食材 ／
ブロッコリー

【材料 (2人分)】
ブロッコリー …… 1/2株
しらす …… 10g
ニンニク …… 1片
赤唐辛子 …… 1/2本
オリーブオイル
　　…… 大さじ1
塩 …… 適量

【作り方】
1.ニンニクは薄切りにして芯をとり、赤唐辛子は種を除いて輪切りにする。ブロッコリーは小房に分け、芯は皮を厚めにむいて拍子木切りにする。

2.フライパンにオリーブオイルとニンニク、赤唐辛子を入れて中火にかけ、ニンニクが茶色く色づいてきたらブロッコリーを入れてざっと炒め、塩少々をふる。

3.水大さじ1 (分量外) としらすを加えてふたをし、強めの弱火で2～3分蒸し焼きにする。ふたを開けて水分を飛ばし、塩で味を調える。

＼ ポイント食材 ／
ヨーグルト

マンゴーヨーグルト。

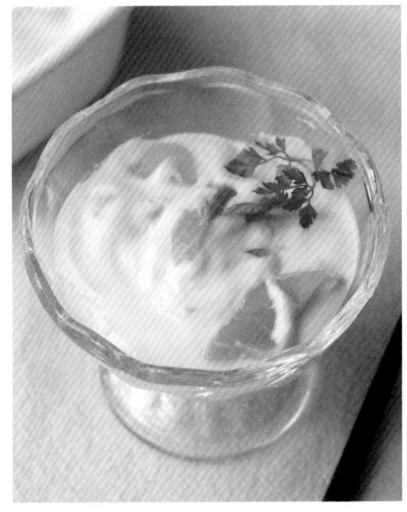

【材料 (作りやすい分量)】
プレーンヨーグルト
　　…… 400g (1パック)
ドライマンゴー
　　…… 70～80g (1袋)

【作り方】
1.ドライマンゴーを食べやすい大きさにカットしてプレーンヨーグルトと混ぜ、冷蔵庫で一晩おく。

＼ ポイント食材 ／
にんじん

にんじんポタージュ。

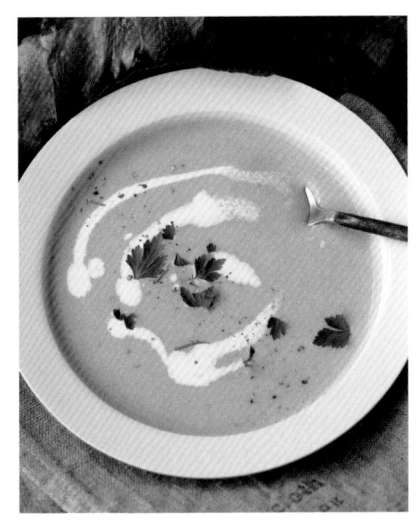

【材料 (作りやすい分量)】
にんじん …… 1本 (150g)
玉ねぎ …… 1/8個
じゃがいも …… 1/2個 (50g)
水 …… 150mℓ
バター …… 10g
牛乳 …… 200mℓ
生クリーム …… 50mℓ
塩 …… 適量

【作り方】
1.にんじん、じゃがいも、玉ねぎは皮をむいて薄切りにする。

2.鍋を中火で熱し、バターを入れて1を炒める。

3.野菜が透き通ってきたら水を加えてふたをし、沸騰してきたら弱火で30分ほど柔らかくなるまで煮る。出てきたアクは適宜取り除く。ミキサーにかけて滑らかにする。

4.牛乳、生クリームを加えて火にかけて温め、塩で味を調える。

＼ 気軽に作れるめん類バリエーション ／

ラクチン＆カラダにうれしい 昼 メニュー

できれば簡単に済ませたいけれど、家族のいる休日は特に「お昼ごはん、何にしよう？」と悩みますよね。

お昼に手軽なめん類である、そうめん、蕎麦、うどん、パスタそれぞれのヘルシーメニューを集めました。

どれも簡単にできるものばかりなので、めん類のアレンジを増やして、マンネリを解決しましょう。

お好みそうめん。

【材料（2人分）】
そうめん …… 200g
A ┌ イカ（刺身用）…… 40g
　│ オクラ …… 4本
　└ うずらの卵 …… 2個
B ┌ 豚薄切り肉（しゃぶしゃぶ用）
　│ …… 100g
　└ きゅうり …… 1/2本
C ┌ 梅干し …… 1個
　│ かつお削り節 …… ひとつまみ
　└ ごま油 …… 小さじ1
青ネギ・揚げ玉・すりごま（白）・刻み海苔
　　　…… 各適量
D ┌ トマト …… 1個（約150g）
　│ めんつゆ（2倍濃縮）…… 大さじ4
　└ 水 …… 大さじ2
めんつゆ（ストレート）…… 適量

【作り方】
1. トッピングA：イカは粗く刻む。オクラは塩茹でし、粗く刻む。イカとオクラを和えてお皿に盛り、殻の上の部分を切ってウズラの卵を添える。
トッピングB：きゅうりは千切りにし、豚肉はさっと茹でる。きゅうりと豚肉を皿に盛り付ける。

2. トッピングC：梅干しは梅肉を包丁で叩いてCを混ぜる。小さな器にそれぞれC、小口切りの青ネギ、揚げ玉、すりごま、刻み海苔の薬味を盛る。

3. トマトは皮ごとすりおろし、Dを合わせる（めんつゆの濃さはお好みで適宜調節）。めんつゆとトマトつゆを器に盛る。

4. そうめんを茹でてひと口大に丸めてお皿に盛り付け、あれば山椒の葉を飾る。トッピングと薬味とともにお好みのつゆでいただく。

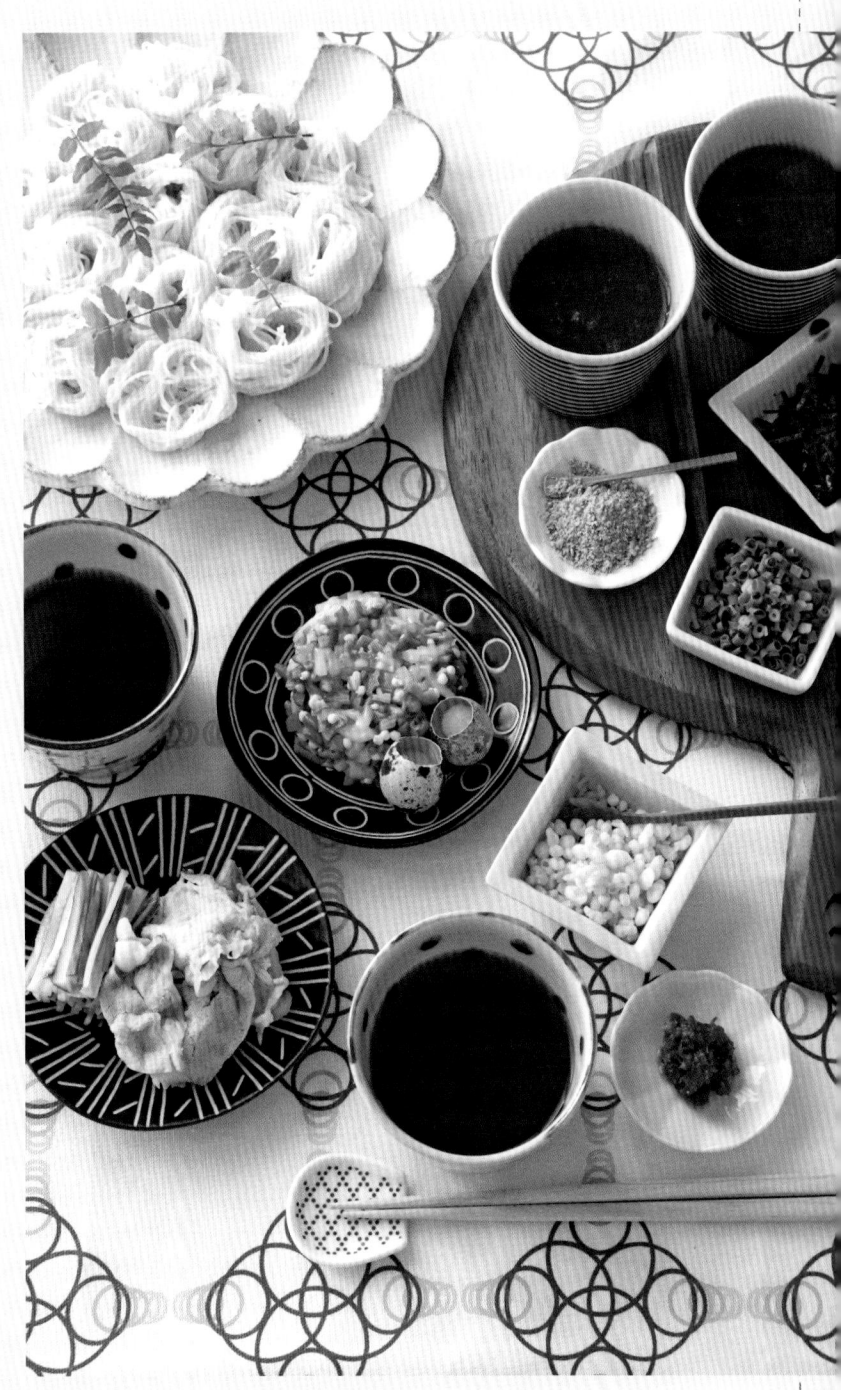

タコとオリーブのパスタ。

【材料（2人分）】
スパゲッティ（乾めん）…… 160g
タコ（蒸し or 茹で）…… 150g
黒オリーブ …… 10粒
ツナ缶（オイル漬け）…… 1/2缶
ニンニク …… 1片
オリーブオイル …… 大さじ2
黒こしょう …… 適量

【作り方】
1. 鍋にたっぷりのお湯を沸かし、塩（分量外）を加えて（お湯1ℓに対して小さじ2）スパゲッティを茹で始める。

2. タコは食べやすい大きさに、黒オリーブは3〜4等分に、ニンニクはみじん切りにする。

3. フライパンにオリーブオイルとニンニクを入れて中火にかけ、ニンニクの香りがしてきたらタコとオリーブを加えて炒める。

4. 茹で上がったパスタを加え、ツナ、パスタの茹で汁お玉1杯程度を加えて炒める。皿に盛り、黒こしょうをふる。お好みでパセリのみじん切りを散らし、レモンを添える。

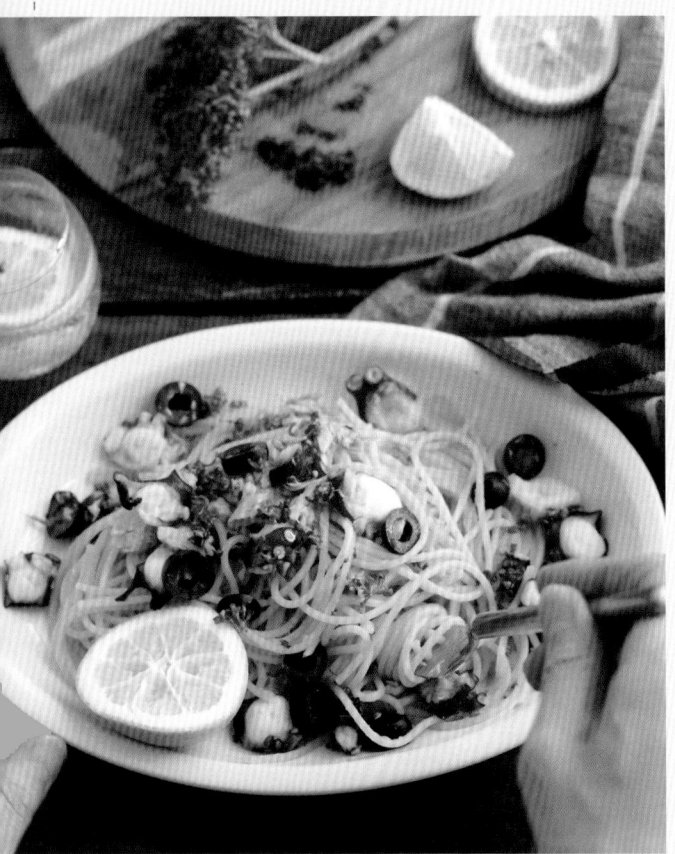

ツナとトマトとアボカドのパスタ。

【材料（2人分）】
スパゲッティ(乾めん1.4mm)
…… 160g
トマト（小）…… 1個
アボカド …… 1個
ツナ缶（オイル漬け）
…… 1缶

大葉 …… 2枚
いりごま（白）…… 適量

A ┌ 白だし …… 小さじ2
  │ オリーブオイル
  │   …… 大さじ2
  │ 柚子こしょう
  └   …… 小さじ1/2

【作り方】
1. スパゲッティを茹で始める。茹で時間は袋の表示よりも1分長くする。

2. トマトとアボカドは角切りにする。ボウルにトマト、アボカド、ツナ、Aを混ぜる。

3. 茹で上がったスパゲッティは冷水にとり、ザルにあげて水気をしっかりと切り、キッチンペーパーなどで軽く水気を拭く。

4. 2のボウルに3を加えて和える。皿に盛り、千切りにした大葉といりごまをふる。

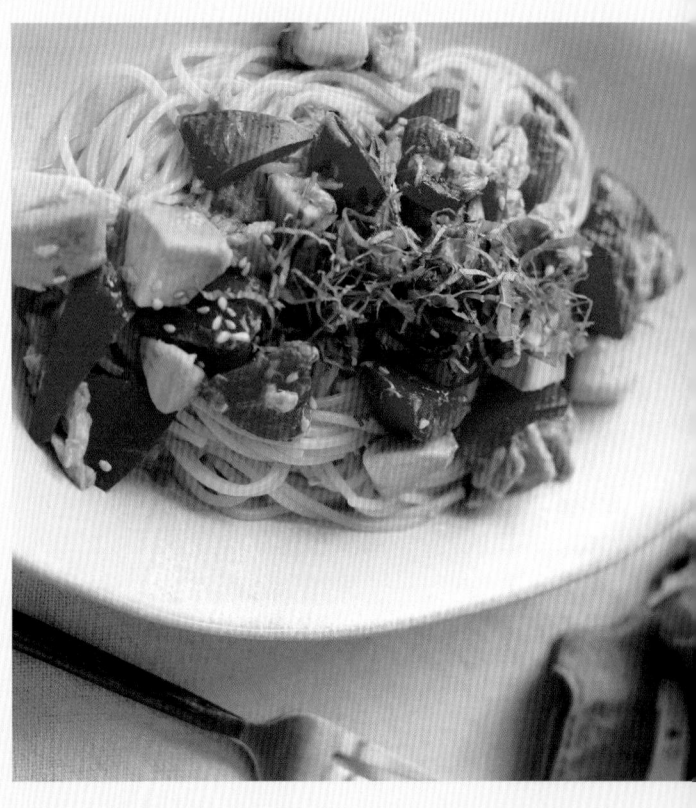

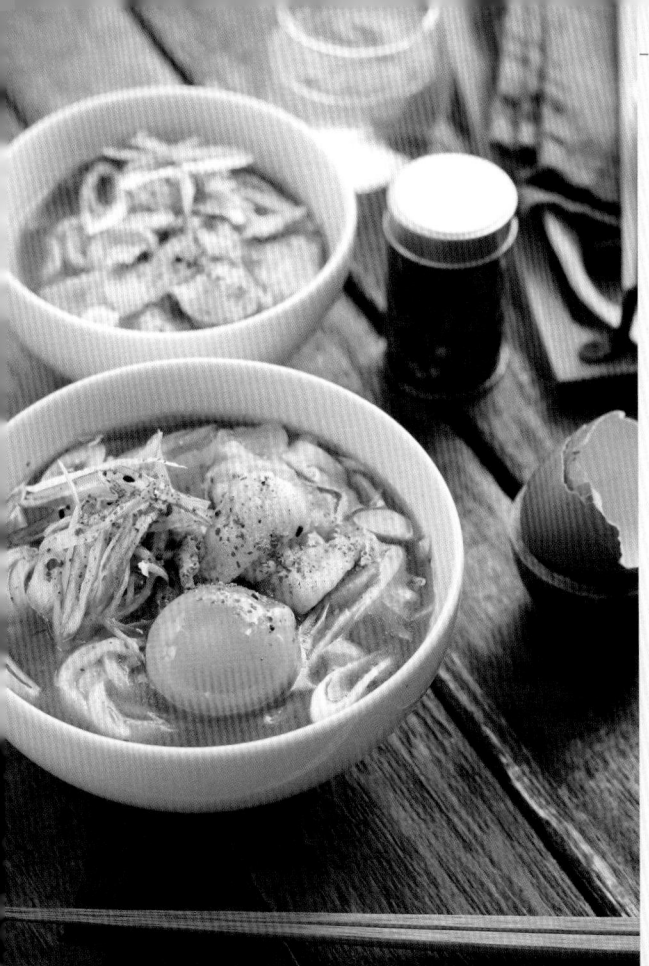

カレーうどん。

【材料（2人分）】
豚バラ薄切り肉 …… 100g
長ネギ …… 1/2本
水 …… 500㎖
めんつゆ（2倍濃縮）
　…… 100㎖
カレールウ …… 20g
カレー粉
　…… 小さじ2〜3
片栗粉 …… 適量
うどん …… 2玉

【作り方】
1. 豚薄切り肉はひと口大に切り、長ネギは斜め薄切りにする。

2. 鍋に水とめんつゆ、カレー粉を入れ、沸騰したら火を止め、カレールウを入れて溶かす。

3. 再び火にかけ、豚肉と長ネギを加えてさっと煮る。味をみて必要ならめんつゆ（分量外）を加えて調整し、水溶き片栗粉でとろみをつける。

4. 茹で上がったうどんを器に盛り、3をかける。お好みでネギや卵をのせ、七味唐辛子をふる。

鶏ネギ柚子蕎麦。

【材料（2人分）】
鶏もも肉 …… 150g
長ネギ …… 1/2本
蕎麦（乾めん） …… 200g
柚子 …… 適量
七味唐辛子 …… 適量
A 白だし …… 大さじ5
　水 …… 550㎖

【作り方】
1. 鶏もも肉は1cm厚さの削ぎ切り、長ネギは3cm長さの拍子木切りにする。

2. 鍋にAを入れて火にかけ、沸騰してきたら鶏肉を加えて1分ほど煮る。最後に長ネギを加えてさっと煮る。

3. 蕎麦を表示通りに茹でて器に盛り、2をかけて柚子をのせ、七味唐辛子をふる。

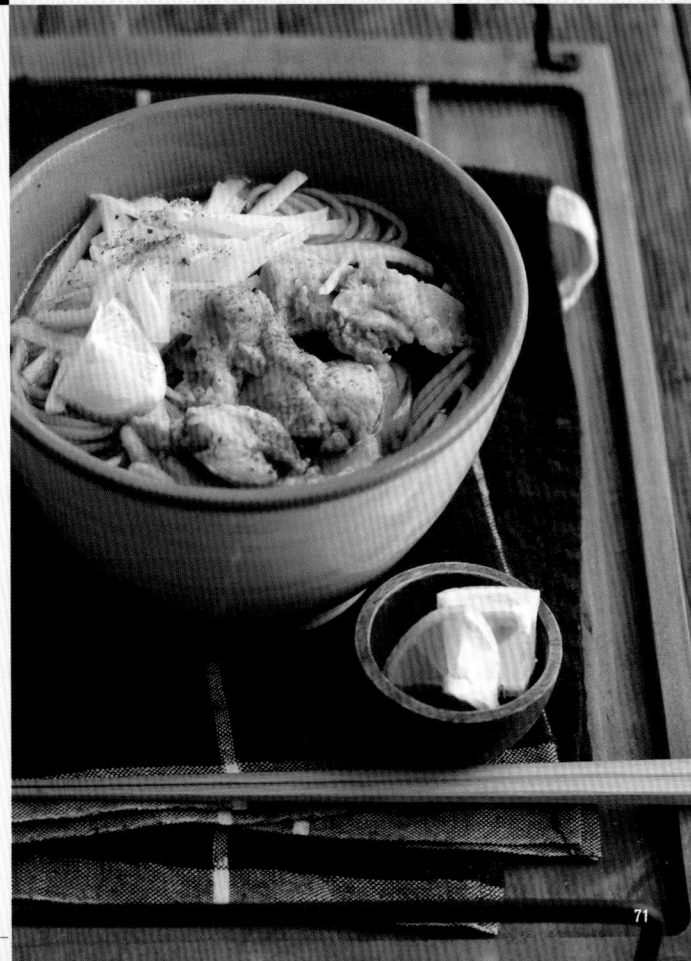

Column 13.

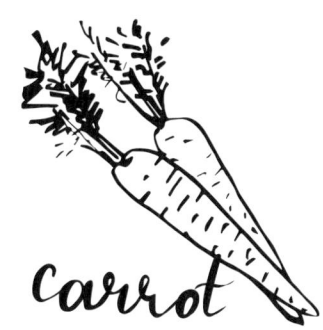

carrot

貧血 〜効果的な鉄分のとり方〜

鉄欠乏性貧血の原因は2つ

　そもそも「貧血」って何でしょうか？　"ふらっとする症状"と思ってしまいがちですが、それは症状の1つで、ふらっとする＝貧血とは限りません。貧血かどうかを決めるのは、血液中の赤血球や、赤血球中のヘモグロビンで、これが少なくなった時に「貧血」と呼びます。このヘモグロビンの主材料であるのが鉄分。鉄の吸収量よりも喪失量が多くなった時にヘモグロビンが十分に作られず、赤血球が少なくなるのが鉄欠乏性貧血で、最も多い貧血の種類です。

　その原因は、出血がある場合と赤血球を作る量が少ない場合の2つに大きく分けられます。女性の場合は月経があるので、血液の喪失が避けられないことも多いです。妊娠期は鉄分の必要量もぐっと増えます。また、鉄分は吸収されにくい栄養素でもあるので、食事量が少ないと不足しがち。ダイエットなどで無理な食事制限をしたりすると、鉄分が不足してしまうこともしばしばです。

鉄分を含む食材は食べ方に工夫が必要

　鉄分の多い食材としてまずレバーが浮かびますが、牛や豚のももなどの赤身肉や、マグロ、カツオなどの赤身魚、貝類などの動物性食品、ほうれん草などの青菜や豆類、ひじきや海苔といった海藻類などの植物性食品にも、鉄は多く含まれています。

　しっかり食べているのに、なぜかよくならないと感じている人は鉄分のとり方をチェック。緑茶やコーヒー、アルコール類、インスタント食品に含まれるリン酸塩は鉄の吸収を妨げてしまいます。食事中や食後すぐに濃いお茶やコーヒーをたくさん飲むのは控えた方がいいでしょう。

　逆にビタミンCは鉄の吸収率をアップさせます。特に植物性食品は動物性食品より鉄が吸収されにくいので、レモンや梅干しなどと一緒にとると効果的です。そして、酸味の強いものや香辛料などは、胃液の分泌を促進することで鉄の吸収を促します。とにかく毎日コツコツ続けることが大切です。

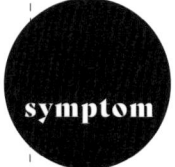

symptom

鉄分の多い食材の代表・レバーや、ほかにも鉄が多く含まれる
マグロ、カツオ、あさり、鮭、ちりめんじゃこ、
ほうれん草などの青菜類を、吸収率をアップさせる
ビタミンCなどと一緒にとりましょう。
また、ドライプルーンは、そのままおやつとしても
食べられるので手軽に鉄分を補うことができる便利な食材です。

豚レバー

レバニラ炒め。

【 材料（2人分）】
豚レバー …… 120g
もやし …… 150g
ニラ …… 50g
生姜 …… 1/2片
A ┌ 生姜すりおろし
  │ …… 1/2片分
  │ 酒 …… 小さじ1
  └ 醤油 …… 小さじ1
片栗粉 …… 大さじ1
ごま油 …… 大さじ1
鶏ガラスープのもと
     …… 小さじ1
醤油 …… 小さじ1
黒こしょう …… 適量

【 作り方 】
1. 豚レバーはスライスして
よく洗い、水（分量外）に入
れて冷蔵庫で30分ほどおい
て血抜きをする。

2. レバーの水気をよく切り、
Aをもみ込み、10分おく。
ニラは3cm長さに切る。生姜
は千切りにする。

3. レバーはキッチンペーパ
などで余分な水分を拭き、片
栗粉をまぶす。

4. フライパンを中火で熱し
てごま油小さじ2を入れ、レ
バーを広げて入れる。焼き色
がついたら裏返し、全体に焼
き色がついたら取り出す。

5. フライパンに残りのごま
油を入れ、もやしとニラの太
い部分、千切りにした生姜、
鶏ガラスープのもとを加えて
炒める。火が通ったら残りの
ニラ、4、醤油を加えて炒める。
黒こしょうをふる。

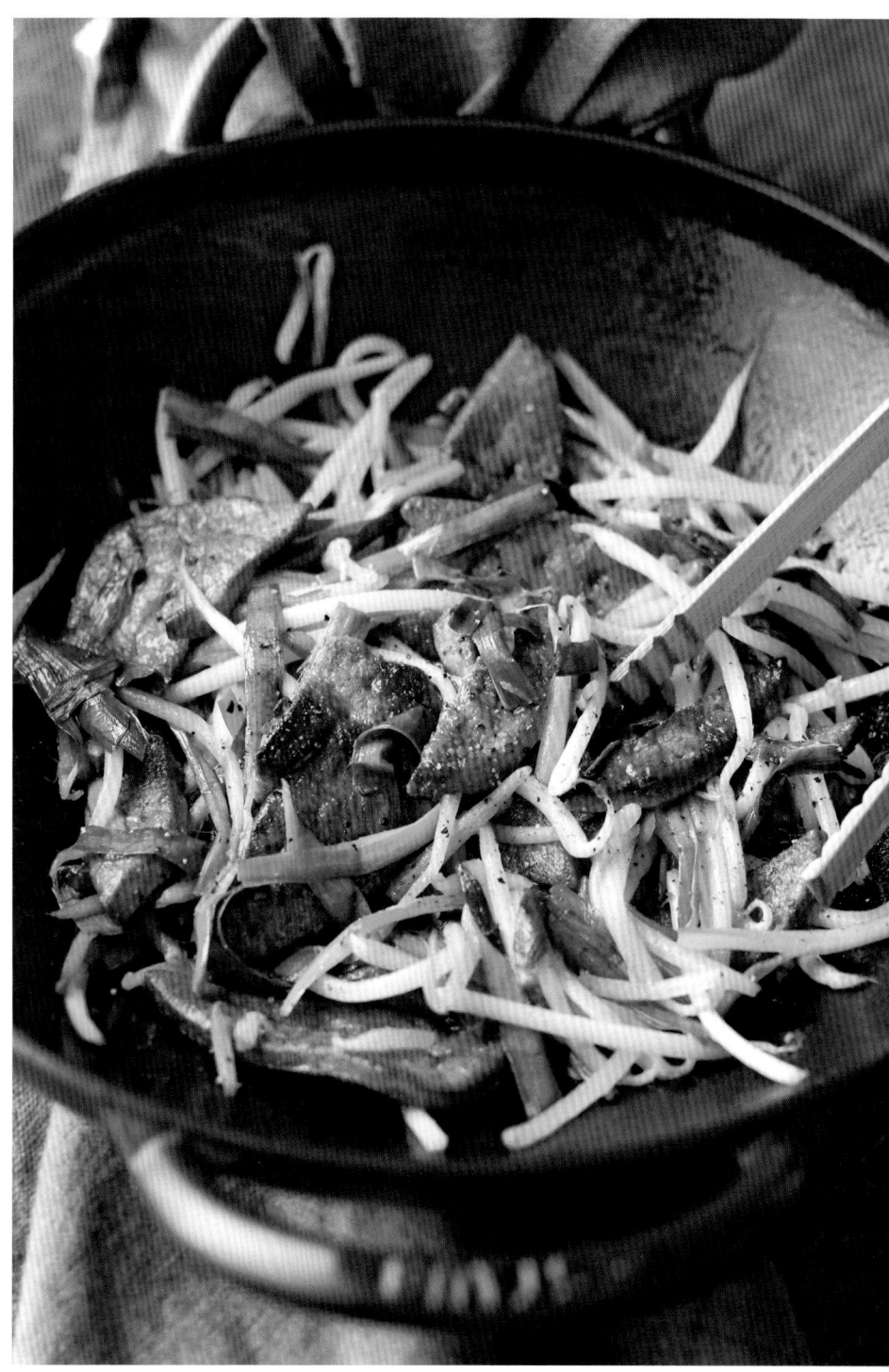

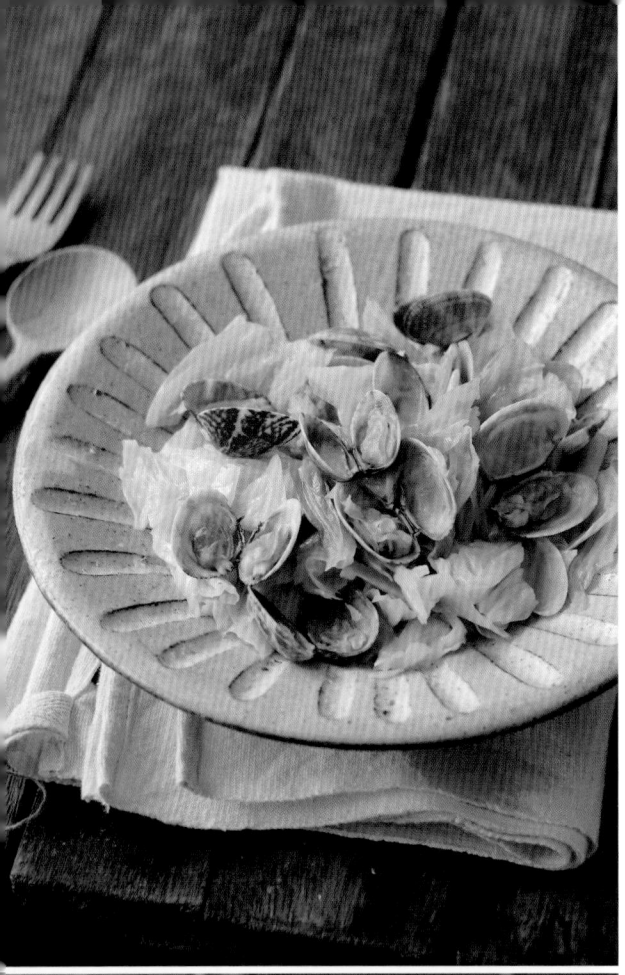

あさりとキャベツの
バター蒸し。

【材料 (2人分)】
あさり …… 100g
キャベツ …… 1/4個
白だし …… 小さじ1/2～1
バター …… 10g

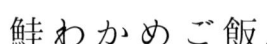
＼ ポイント食材 ／
あさり

【作り方】
1. あさりは砂抜きをしておく (※ P.36 本格クラムチャウダー。参照)。殻をこすり合わせてよく洗い、水気を切る。キャベツはひと口大に切る。

2. フライパンを中火で熱し、バターを入れてキャベツを炒める。全体にバターが回ったら、上にあさりをのせる。

3. ふたをして強めの弱火であさりの口が開くまで蒸し焼きにする。白だしを加えて全体を混ぜる。

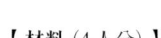
＼ ポイント食材 ／
鮭

鮭わかめご飯。

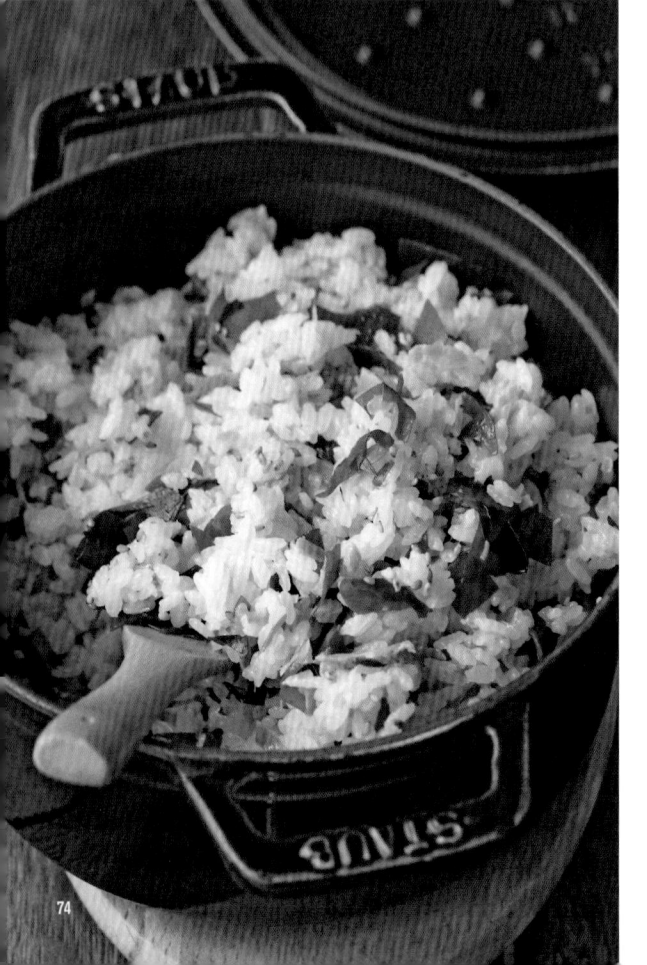

【材料 (4人分)】
米 …… 2合
塩鮭 (甘口) …… 1切れ
わかめ (茹でたもの)
　　…… 50g
A ┌ みりん …… 小さじ1
　├ 醤油 …… 小さじ1
　├ 塩 …… 小さじ1/2
　├ ごま油 (お好みで)
　└ 　…… 小さじ1
昆布 …… 3cm角1枚
いりごま (白) …… 大さじ1

【作り方】
1. 米は洗って炊飯器に入れ目盛りまで水を加え、Aを加えてざっと混ぜる。上に昆布と塩鮭をのせて炊く。

2. 炊き上がったら鮭を取り出し、皮と骨を除いてほぐす。

3. 炊飯器にほぐした鮭と、刻んだわかめ、いりごまを加えて混ぜる。味をみて、必要なら塩 (分量外) をふって混ぜる。

※鍋で炊く場合
米は洗って30分浸水させる。米をザルにあげて水をよく切り、レシピ同様に鍋に材料を入れる (水は360mℓ加える)。ふたをして火にかけ、沸騰したら弱火で13～15分、最後に30秒火を強めて止める。10分ほど蒸らして、ほぐした鮭とわかめ、いりごまを混ぜる。

辛味玉ねぎのカツオの塩たたき。

＼ ポイント食材 ／
カツオ

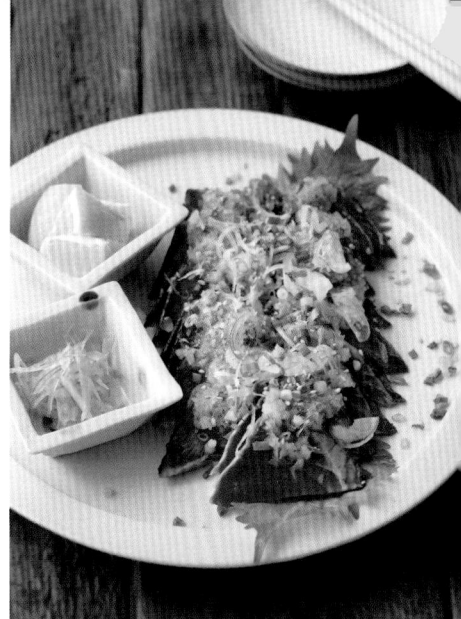

【材料（2人分）】
カツオのたたき …… 1節
紫玉ねぎ …… 1/2個
塩 …… 小さじ1/2
オリーブオイル …… 大さじ2
柚子こしょう …… 適量
みょうが …… 1本
青ネギ …… 適量
いりごま（白）…… 適量
レモン …… 適量

【作り方】
1.紫玉ねぎはみじん切りにして水にさらす。

2.紫玉ねぎの水気をしっかりと絞り、塩、オリーブオイル、柚子こしょうと和える。

3.カツオのたたきは食べやすい大きさにスライスして皿に並べる。

4.カツオに2をかけて軽く叩いてなじませる。千切りにしたみょうが、小口切りにした青ネギ、いりごまをふり、レモンを添える。

＼ ポイント食材 ／
ちりめんじゃこ

じゃこ入り切り干し大根の煮物。

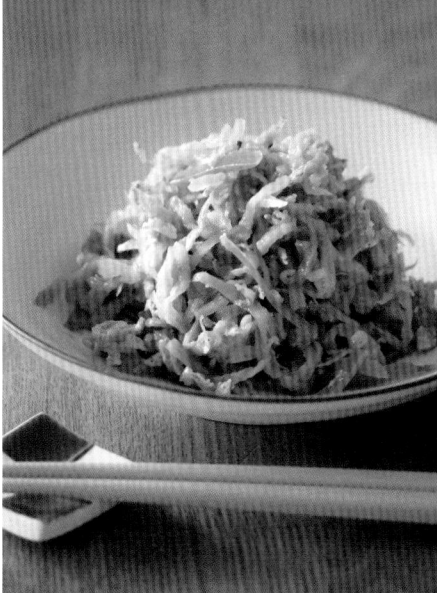

【材料（作りやすい分量）】
切り干し大根 …… 30g
にんじん …… 1/2本
ちりめんじゃこ …… 20g
油揚げ …… 1枚
サラダ油 …… 大さじ1
醤油 …… 小さじ2
だし汁 …… 200〜300ml

【作り方】
1.切り干し大根はたっぷりの水で洗い、そのままザルにあげて、10〜15分おいて戻す。にんじんは千切り、油揚げは細い短冊切りにする。

2.フライパンを熱してサラダ油を入れ、ちりめんじゃこを加えて軽く炒めたら、にんじんと切り干し大根を加えてさらに炒める。

3.全体に油がまわったら油揚げ、だし汁、醤油を加え、落としぶたをして弱めの中火で10分ほど煮る。時々、全体を混ぜる。

4.煮汁がほとんどなくなったら火を止め、落としぶたをしたまま5分ほど蒸らす。

＼ ポイント食材 ／
鮭、小松菜

塩鮭と小松菜のおろし和え。

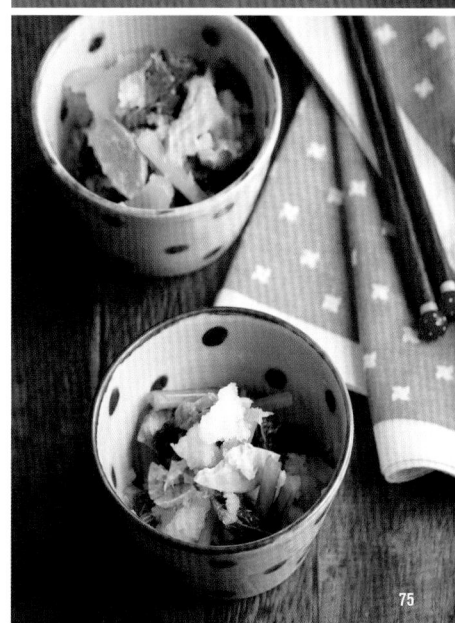

【材料（4人分）】
塩鮭 …… 1切れ
小松菜 …… 約100g
大根 …… 約10cm
ポン酢 …… 適量

【作り方】
1.塩鮭は魚焼きグリルで焼き、骨と皮を除いて粗く崩す。

2.小松菜は塩茹でして3cm幅に切り、水気を絞る。大根はすりおろす。

3.小松菜と鮭と軽く水気を切った大根おろしをざっと和える。食べる時にポン酢をかける。

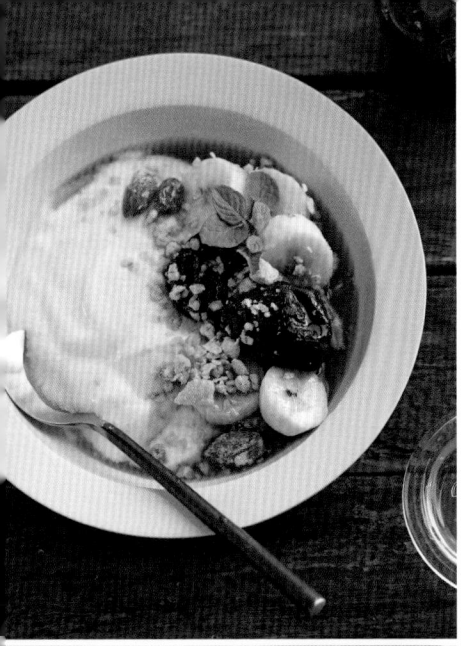

プルーンの紅茶漬け。

【材料（作りやすい分量）】
ドライプルーン …… 200g
紅茶ティーバッグ …… 2個
水 …… 200mℓ
砂糖 …… 大さじ1

＼ ポイント食材 ／
プルーン

【作り方】
1. 分量の水でお湯を沸かし、紅茶を入れてふたをして3分ほど蒸らす。

2. 保存用器にプルーンと砂糖を入れる。

3. 2に1を注ぎ、全体を軽く混ぜる。粗熱がとれたら冷蔵庫で保存（※保存期間：冷蔵庫で2週間ほど）。プルーンが柔らかくなって、紅茶に甘さが出てくる1〜2日目からが食べ頃。ヨーグルトに加えるなどしていただく。

＼ ポイント食材 ／
マグロ

マグロの黄身醤油和え丼。

【材料（2人分）】
マグロ（刺身）…… 100g
青ネギ …… 3本
いりごま（白）…… 小さじ1/2
A ┌ ごま油 …… 小さじ1
　├ 醤油 …… 小さじ1
　└ ラー油 …… お好みで少々
卵黄 …… 1個分
焼き海苔 …… 1/2枚
ご飯 …… 茶碗2杯分

【作り方】
1. マグロは角切りにする。青ネギは小口切りにする。

2. マグロ、青ネギ、いりごまを合わせ、混ぜ合わせたAで和える。

3. ご飯に焼き海苔をちぎってのせ、2をのせる。食べる時に卵黄をのせ、醤油（分量外）を適宜追加する。

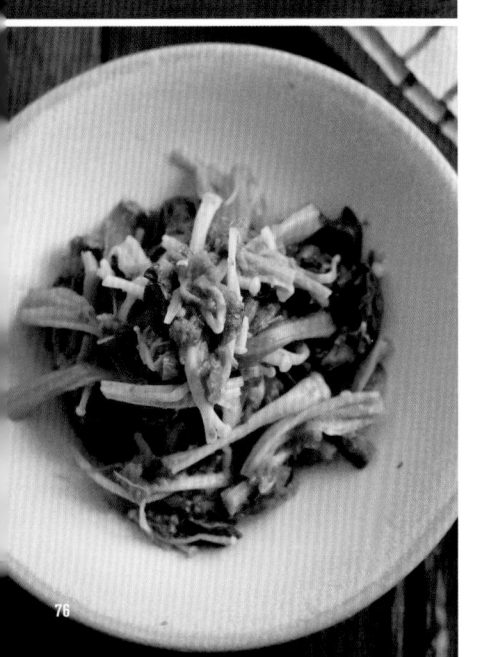

ほうれん草とえのきの
梅おかか和え。

＼ ポイント食材 ／
ほうれん草

【材料（2人分）】
ほうれん草 …… 100g
えのき …… 50g
梅干し …… 1個
かつお削り節 …… 5g
水 …… 大さじ2
醤油 …… 小さじ1

【作り方】
1. ほうれん草は塩少々（分量外）を入れた湯で茹でて冷水にとり、水気を絞って3〜4cm長さに切る。えのきは石づきをとって半分に切り、耐熱ボウルに入れてラップをし、電子レンジ（600W）で1分加熱する。梅干しは種を除き、梅肉を包丁で叩く。

2. ほうれん草に半量の醤油を加えて和え、再度水気を絞る（醤油洗いをする）。

3. ボウルに梅肉、水、残りの醤油を混ぜ、2、えのき、かつお削り節を加えて和える。

Column 14.

onion

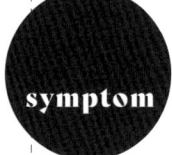
symptom

頭痛と肩こり 〜関連ある2つの悩みに〜

頭痛と肩こりの関係

　頭痛にもいろいろな種類があります。いわゆる"頭痛持ち"の人の頭痛と風邪をひいた時の頭痛では対応の仕方も変わりますよね。通年の不調として頭痛の中でも頻度の高い、肩こりなどの筋肉の緊張や痛みからくる頭痛の対応について考えてみます。この場合の頭痛は、長時間のデスクワークやパソコン・スマホの画面を見続けること、車の運転、家事など、同じ姿勢を続けて首や頭の筋肉の緊張が高まることで起こります。年齢や性別を問わず、誰もが起こる可能性があり、後頭部を中心に、頭全体を締め付けられるような重い痛みを感じることが多いです。

　原因からも分かるように、まずは同じ姿勢を続けないように心がけることが必要です。デスクワーク中や長時間の運転の際には、適度に休憩を入れたりストレッチをしたりすること、また温めることで痛みが和らぐことも多いので、入浴や蒸しタオルなどで首回りを温めるのも効果的です。筋肉の緊張をほぐして、血行を良くすることで痛みが和らぎます。

食材選びは疲労回復ビタミンに注目

　毎日の食事も疲労回復が期待できるものや体を温める食材などを選びましょう。疲労回復ビタミンとも呼ばれるビタミンB1は疲れた時や筋肉の緊張の改善に効果的です。豚肉やうなぎ、大豆製品などはビタミンB1が豊富な食材。玉ねぎはビタミンB1が含まれているだけでなく、辛味成分がビタミンB1の吸収を助けてくれます。そのほかのビタミンB1食材と一緒に食べることで吸収率アップも期待できますね。

　梅干しやお酢、柑橘類などの酸味のある食べものも疲れた時や筋肉の緊張の改善に効果的。血行不良による頭痛の場合は、体を温める食事をとるよう心がけましょう。生姜には体を温める作用があることはよく知られていますよね。ネギやニラ、玉ねぎなどと一緒にとることにより、代謝が上がります。

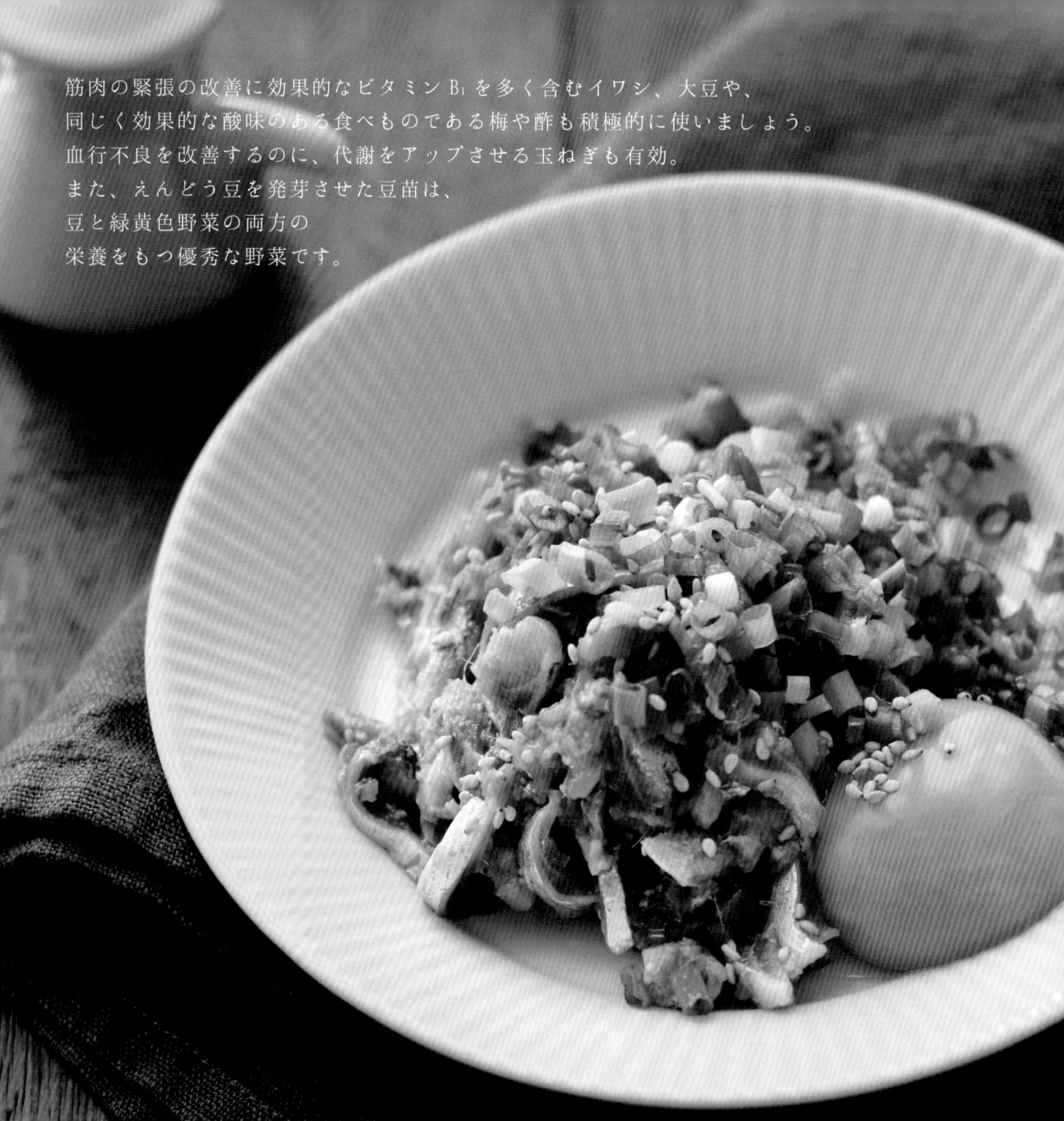

筋肉の緊張の改善に効果的なビタミンB$_1$を多く含むイワシ、大豆や、
同じく効果的な酸味のある食べものである梅や酢も積極的に使いましょう。
血行不良を改善するのに、代謝をアップさせる玉ねぎも有効。
また、えんどう豆を発芽させた豆苗は、
豆と緑黄色野菜の両方の
栄養をもつ優秀な野菜です。

\ ポイント食材 /

イワシ

イワシのなめろう。黄身添え。

【材料 (2人分)】

イワシ (刺身用：3枚におろした
もの) …… 2尾分
生姜 …… 1片
味噌 …… 小さじ1
青ネギ …… 4本
卵黄 …… 1個分
いりごま (白) …… 適量

【作り方】

1. イワシは粗く刻む。生姜はすりおろし、青ネギは小口切りにする。

2. イワシに生姜と味噌を混ぜる。

3. 器に2と青ネギを盛り、卵黄を添えていりごまをふる。食べる
時に全部混ぜていただく。お好みで醤油をかけても。

鶏むね肉の甘酢あんかけ。

＼ポイント食材／
玉ねぎ、酢

【材料（3〜4人分）】
鶏むね肉 …… 1枚（300g）
A ┌ 塩 …… 小さじ1/3
　 │ 砂糖 …… ひとつまみ
　 └ 酒 …… 大さじ1
卵 …… 1/2個
片栗粉・薄力粉
　　 …… 各大さじ3〜4
玉ねぎ …… 1/2個
にんじん …… 1/4本
ピーマン …… 1個
サラダ油 …… 小さじ1
B ┌ だし汁 …… 150mℓ
　 │ 酢 …… 大さじ2
　 │ 砂糖 …… 大さじ2
　 │ 醬油 …… 大さじ1
　 └ 塩 …… 小さじ1/2

【作り方】
1. 鶏むね肉は1枚を4〜5等分の削ぎ切りにする。Aをもみ込み、15分ほどおく。玉ねぎは薄切り、にんじんとピーマンは千切りにする。

2. 鶏むね肉に溶き卵をまぶす。別のボウルに片栗粉と薄力粉を混ぜ、鶏肉にたっぷりとまぶし、手でぎゅっと握ってしっかりと粉をつけ、180℃の油で揚げる。

3. フライパンを中火で熱してサラダ油を加え、玉ねぎ、にんじん、ピーマンをさっと炒める。Bを加えてひと煮立ちしたら、水溶き片栗粉（分量外）でとろみをつける。

4. 2をひと口大に切り分けて皿に盛り、3をかける。

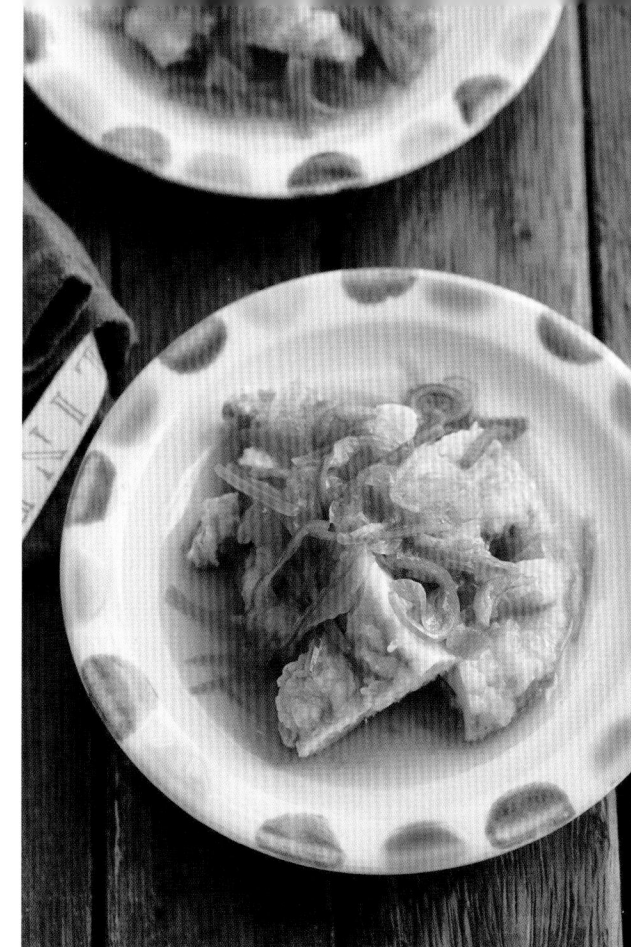

＼ポイント食材／
梅干し

梅じゃこ炒飯。

【材料（2人分）】
ご飯 …… 茶碗2杯分
卵 …… 1個
ちりめんじゃこ …… 20g
梅干し …… 2個
長ネギ …… 1/2本
すりごま（白）…… 小さじ1
ごま油 …… 大さじ1

【作り方】
1. 長ネギはみじん切り、梅干しは種を除いて梅肉を叩く。ご飯（温かいもの）に溶いた卵を混ぜる。

2. フライパンを熱してごま油を入れ、1のご飯を広げて加える。底の方が焼けてきたら、ほぐすようにして焼き付けながら、パラパラになるまで炒める。

3. 長ネギ、ちりめんじゃこ、梅肉を加えてさらに炒める。

4. すりごまを加え、味見をして必要なら塩（分量外）で味を調える。

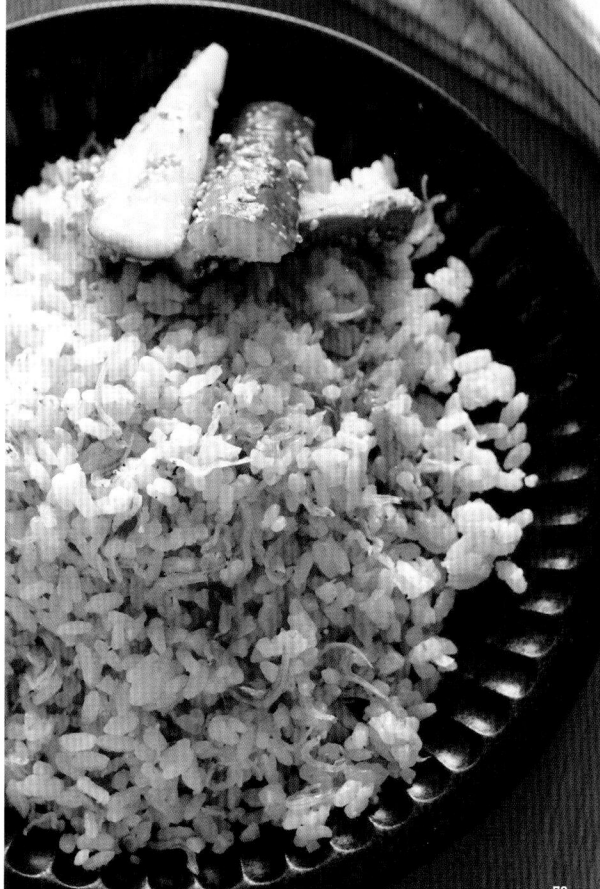

サーモンマリネ。

＼ ポイント食材 ／
酢、玉ねぎ

【材料（2人分）】
サーモン（刺身用）…… 150g
玉ねぎ …… 1/2個
A ┌ オリーブオイル
　　 …… 大さじ2
　 酢 …… 大さじ2
　 はちみつ …… 小さじ1/2
　 塩 …… 小さじ1/4
　└ こしょう …… 少々

【作り方】
1. サーモンは食べやすく切る。玉ねぎ
は薄切りにし、水にさらして水気を切
る。

2. ボウルにAを混ぜ合わせ、1を加
えて和える。冷蔵庫に1時間～一晩お
いてなじませる。

3. 器に盛り、あればセルフィーユと
ピンクペッパーを散らす。

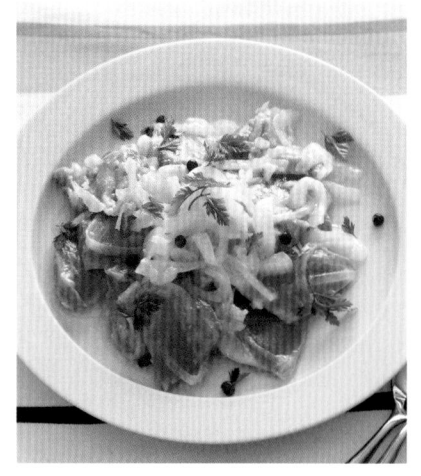

グレープフルーツのはちみつマリネ。

【材料（作りやすい分量）】
グレープフルーツ …… 1個
はちみつ …… 大さじ1前後

＼ ポイント食材 ／
グレープ
フルーツ

【作り方】
1. グレープフルーツは上下の皮を切
り落とし、丸みに沿ってリンゴの皮を
むくように薄皮まで含めて皮をむく
（または丸みに沿って縦に包丁を数回
入れても）。薄皮に沿って中心に向かっ
て包丁を入れて小房を取り出す。

2. 保存容器に1を入れてはちみつを
かける。冷蔵庫で1時間以上おく。

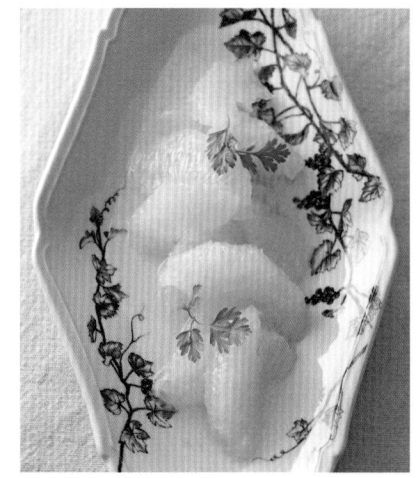

＼ ポイント食材 ／
梅干し

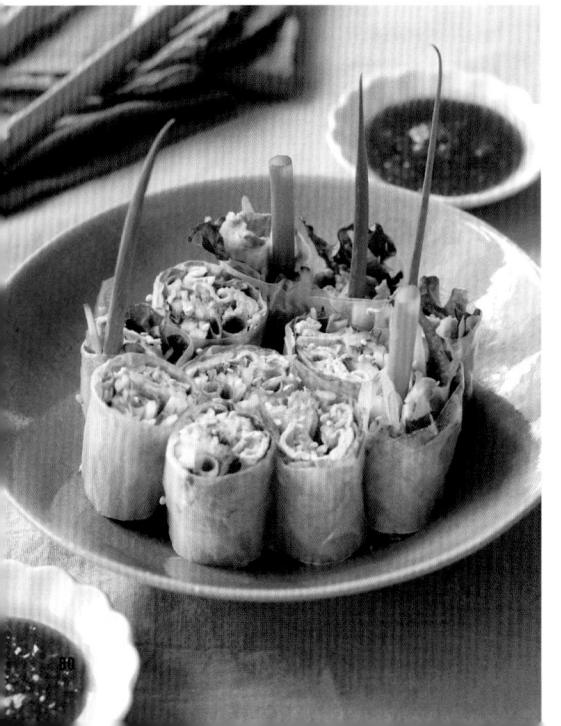

豚しゃぶ肉の和風生春巻き。

【材料（4人分）】
めんつゆ（2倍濃縮）
　…… 大さじ2
ライスペーパー（生春巻きの皮）
　…… 4枚
豚薄切り肉 …… 150g
サニーレタス …… 2枚
きゅうり …… 1/2本
みょうが …… 2本
大葉 …… 8枚
青ネギ …… 4本
梅干し …… 1～2個
オリーブオイル …… 大さじ1/2

【作り方】
1. 豚肉はお湯で静かに茹でて

キッチンペーパーにあげて水気を
切る。きゅうりとみょうがは千切
りにする。青ネギは長さを半分に
切る。サニーレタスは1/4ほどに
ちぎる。

2. 梅肉を包丁で叩き、めんつゆ
とオリーブオイルを混ぜる。

3. ライスペーパーを水にさっと
くぐらせ、レタス、大葉、豚肉、きゅ
うり、みょうが、青ネギをのせて
きつめに巻く。これを4本作る。

4. 食べやすい大きさに切り分け
て器に盛り、いりごま（分量外）
を散らし、2を添える。

大豆としらすの甘辛炒め。

＼ ポイント食材 ／
大豆

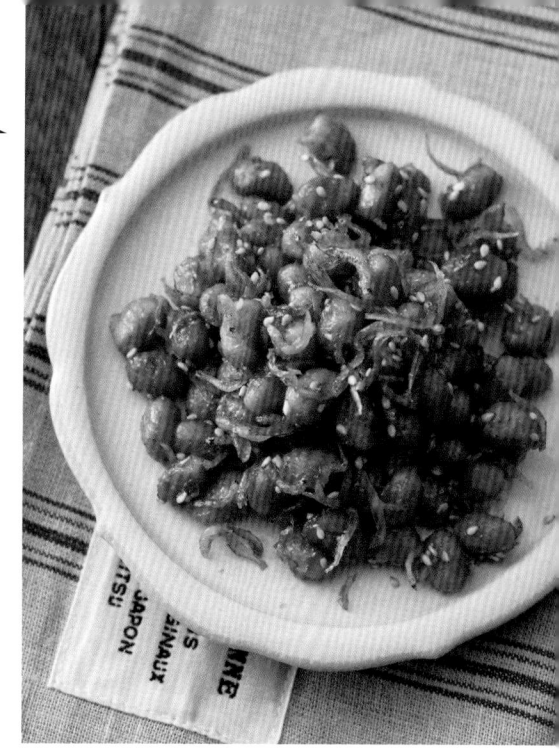

【材料（作りやすい分量）】
大豆（水煮 or 蒸し）…… 120g
しらす …… 25g
薄力粉 …… 大さじ1
サラダ油 …… 大さじ1
A ⎡ 醤油・みりん・砂糖
  ⎢   …… 各小さじ2
  ⎣ 酢 …… 小さじ1/2
いりごま（白）…… 小さじ1

【作り方】
1. 大豆はキッチンペーパーの上に広げて水気を拭く。ビニール袋などに大豆と薄力粉を入れて空気を含ませて口を閉じ、ふり混ぜて粉をまぶす。

2. フライパンを中火で熱してサラダ油を入れ、1を広げて加える。カリッとするまであまり動かさずに焼き、炒める。しらすを加えてややパリッとするまで炒める。

3. A、いりごまを加えて炒め合わせる。

＼ ポイント食材 ／
豆苗

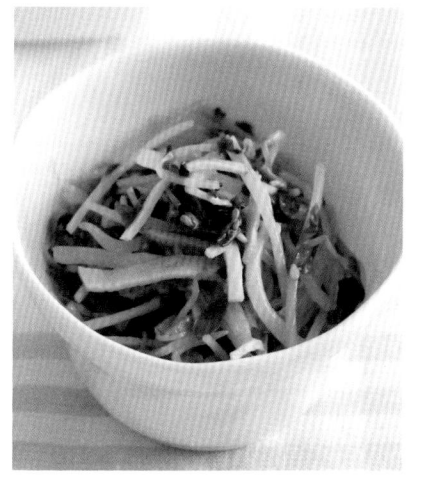

豆苗ともやしのナムルサラダ。

【材料（2人分）】
豆苗 …… 1袋
もやし …… 1/2袋
ハム …… 2枚
A ⎡ 鶏ガラスープのもと
  ⎢   …… 小さじ1/2
  ⎣ 塩 …… 小さじ1/2
いりごま（白）…… 小さじ1
レモン汁 …… 大さじ1
ごま油 …… 大さじ1～2

【作り方】
1. 豆苗は根元を切り落とし、半分に切る。ハムは半分に切り、細切りにする。

2. 耐熱容器にもやしと豆苗を入れてふんわりとラップをし、電子レンジ（600W）で2～3分加熱する。

3. 出てきた水分を捨て、熱いうちにAを加えて混ぜ、ハム、いりごま、レモン汁、ごま油を加えて混ぜる。

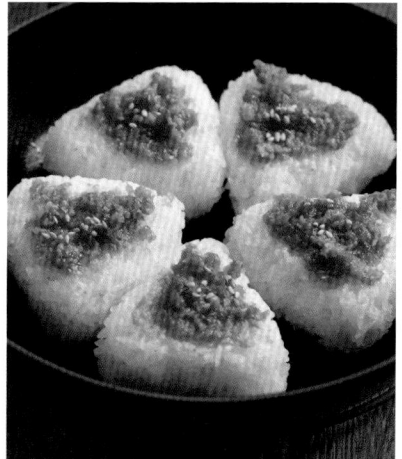

玉ねぎ味噌。

【材料（作りやすい分量）】
玉ねぎ …… 1/2個
生姜 …… 1片
味噌 …… 50g
サラダ油 …… 小さじ2

【作り方】
1. 玉ねぎと生姜はみじん切りにする。

2. フライパンを中火で熱してサラダ油を加え、玉ねぎと生姜を加えて混ぜる。平らに広げたらふたをして弱めの中火にし、途中2～3回全体を混ぜながら30分蒸し焼きにする。

3. 玉ねぎがきつね色に色づいたら、味噌を加えて混ぜる。必要ならお好みでみりん適量を加えて味を調える。おにぎりに塗っても。

＼ ポイント食材 ／
玉ねぎ

Column 15.

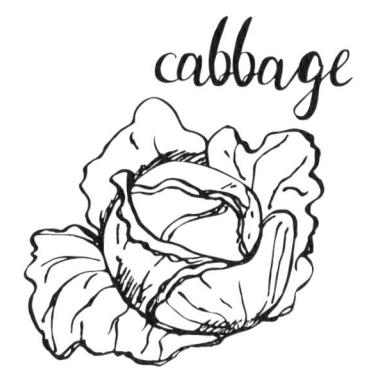

cabbage

便秘 ～食事で改善しやすいその症状～

便秘は誰でもなりうる症状

便秘症は、20 〜 30 代では女性に多いのですが、年をとるにつれ男性の割合も増加します。便秘症は腸の病気以外に、ストレス、新生活や旅行などの環境の変化、無理な食事制限、トイレの我慢などでも起こります。便秘と感じる程度は人それぞれ。一般的には 3 日間排便がないと便秘症とすることが多いですが、つらくて不快感があるなら、便秘症と思い対処した方がいいでしょう。

便秘は食事で改善しやすい症状の 1 つです。まずは、生で食べられる野菜などを積極的にとってみましょう。体内に水分が足りないと、便がかたくなって腸に滞留したり、腸の運動が弱まったりする原因にもなります。食材は加熱によって水分が蒸発するので、生の状態で食べることで水分をより多く補給でき、ビタミンや酵素なども失われることなくとれるのです。

便秘対策には 2 種類の食物繊維

ビタミン類は腸内環境を整え、酵素は食べものの消化吸収を助けるので、便秘に有効です。寒い時期や冷え性の場合は、温かいものもバランスよくとるようにしてください。便秘に有効といわれる食物繊維には、水溶性（水に溶けるもの）と不溶性（水に溶けないもの）の 2 種類があります。水溶性食物繊維は便を柔らかくするので、便がかたくなりがちな人におすすめ。果物やキャベツなどの野菜、海藻類などに多く含まれます。生で食べられるもの、と覚えれば分かりやすいですね。

不溶性食物繊維は腸内で水分を吸収して膨らみ、便のカサを増やします。大豆やいも類、ごぼうなどの根菜類、きのこ類などに豊富です。ほかにも納豆やキムチ、ヨーグルト、チーズなどに含まれる乳酸菌も腸内環境を整えます。加熱に弱いので、そのまま食べるか加熱しすぎない和えものなどがいいですね。また、見落としがちなのが油。植物性油は潤滑油の役割を果たし、腸の動きを活発にしてくれます。サラダに大さじ 1 程度の油をかけるのもおすすめです。

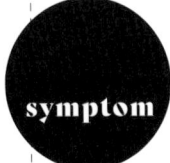

symptom

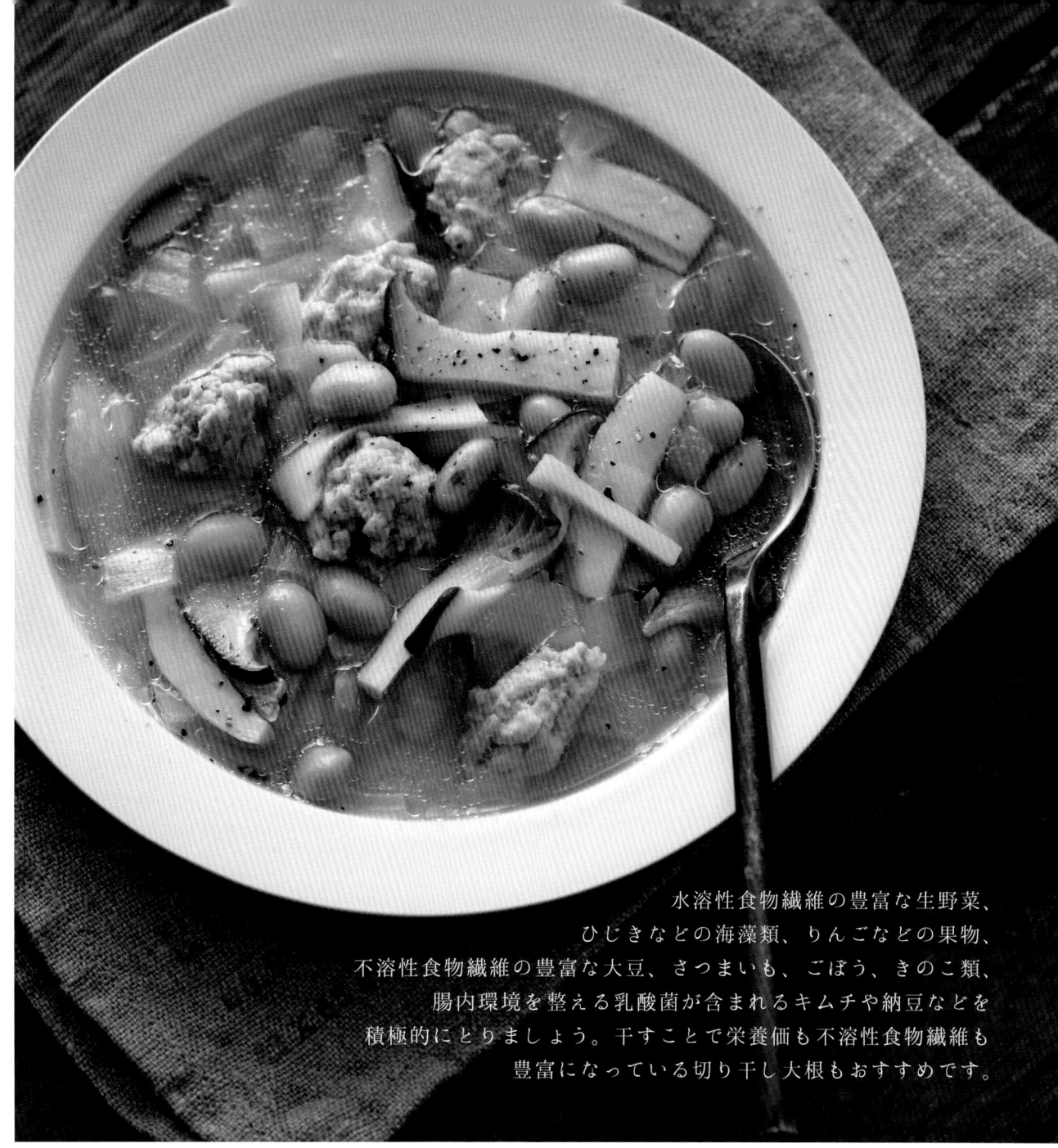

水溶性食物繊維の豊富な生野菜、
ひじきなどの海藻類、りんごなどの果物、
不溶性食物繊維の豊富な大豆、さつまいも、ごぼう、きのこ類、
腸内環境を整える乳酸菌が含まれるキムチや納豆などを
積極的にとりましょう。干すことで栄養価も不溶性食物繊維も
豊富になっている切り干し大根もおすすめです。

大豆ときのこのスープ。

＼ ポイント食材 ／
大豆

【 材料（2人分）】
大豆（蒸し or 茹で）…… 50g
エリンギ（またはお好みのきのこ）…… 100g
玉ねぎ …… 1/4個
鶏ひき肉（またはお好みのひき肉）…… 50g
オリーブオイル（またはお好みのオイル）…… 小さじ2
水 …… 300mℓ
塩・こしょう …… 各適量

【 作り方 】
1.エリンギは拍子木切り、玉ねぎは角切りにする。

2.鍋を中火で熱してオリーブオイルを加え、玉ねぎと
エリンギを炒める。しんなりとしたら水と大豆を加え、
ふたをして沸騰したら弱火で5分煮る。

3.ひき肉を軽く握って小さくふんわりまとめながら加
え、さらに5分ほど煮る。塩・こしょうで味を調える。
お好みでコンソメを少し加えても。

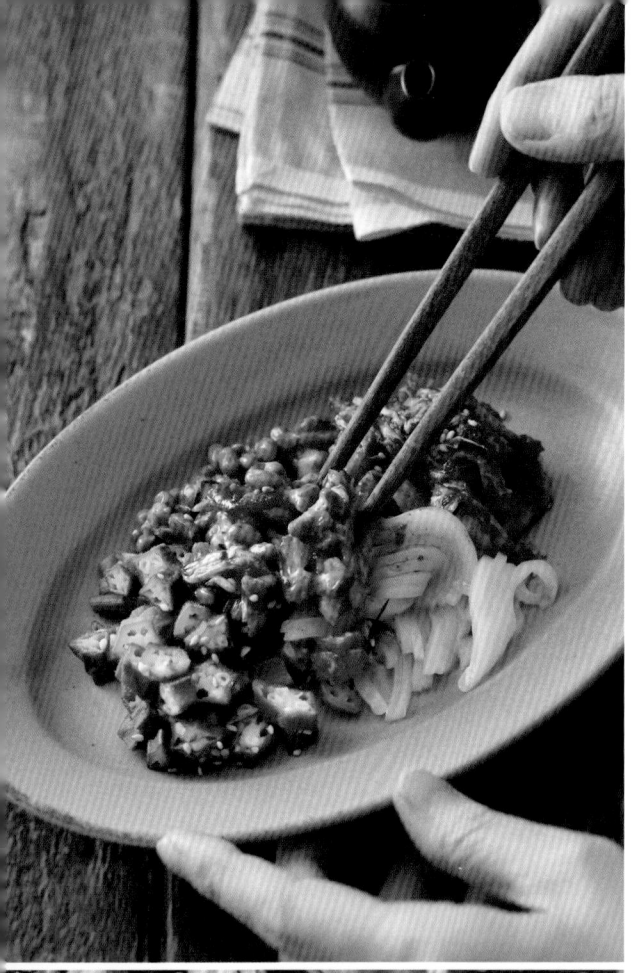

イカとオクラの
キムチ納豆和え。

【材料（2人分）】
イカ（刺身）…… 50g
オクラ …… 8本
納豆 …… 1パック
白菜キムチ …… 50g
ごま油 …… 小さじ2

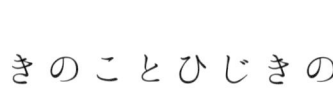
ポイント食材
キムチ

【作り方】
1.オクラは塩少々（分量外）を入れた湯で茹で、小口切りにする。納豆は付属のタレを加えて混ぜる。

2.器にオクラ、納豆、キムチ、イカを盛り、ごま油をかける。食べる時はよく混ぜる。

3.お好みでご飯にのせたり、海苔に巻くなどしていただく（イカの代わりにマグロなど他のお刺身でも可。角切りの長芋などを加えても）。

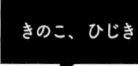
ポイント食材
きのこ、ひじき

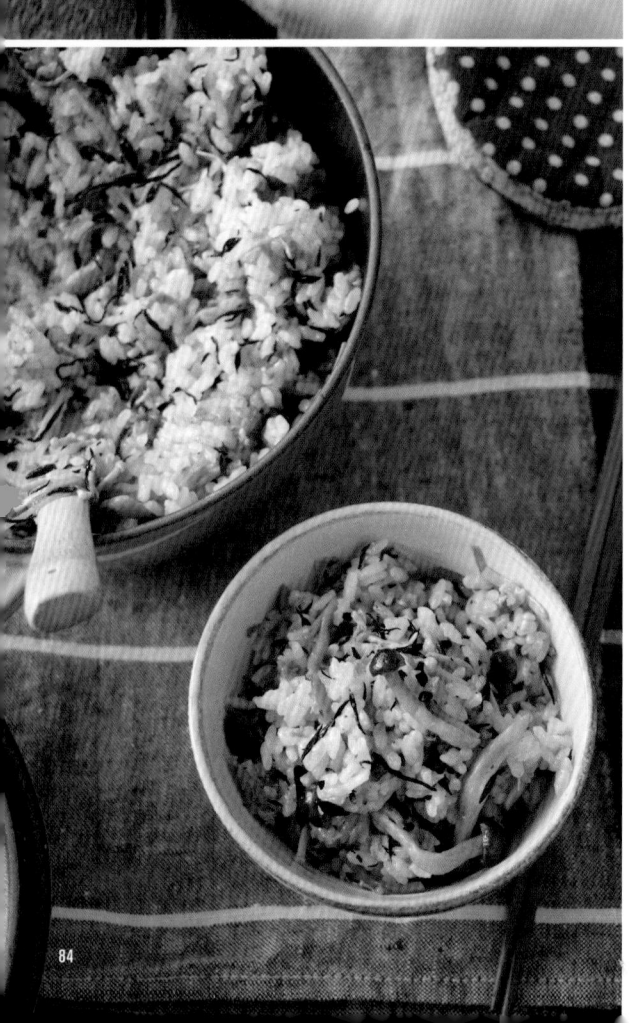

きのことひじきの
炊き込みご飯。

【材料（4人分）】
米 …… 2合
きのこ（お好みのもの）
　…… 約200g
にんじん
　…… 1/4本（約25g）
ひじき（缶詰）…… 50g
油揚げ …… 1/2枚
ごま油 …… 大さじ1
みりん …… 小さじ2
醤油 …… 大さじ1
塩 …… 小さじ1/2
昆布 …… 5cm角1枚

【作り方】
1.きのこは石づきを切り落として小房に分ける。にんじんは皮をむいて2cm長さの細切りにする。油揚げは熱湯をかけて粗いみじん切りにする。

2.フライパンを中火で熱し、ごま油を入れ、きのことにんじんを炒める。油揚げ、ひじきを加えてさらに炒め、醤油、みりんを加えて、炒め合わせる。

3.米を洗って炊飯器に入れ、目盛りやや控えめに水を加え、塩を加えて混ぜる。昆布と2をのせて炊く。

※鍋で炊く場合
米は洗って30分浸水しておく。鍋によく水気を切ったお米、水350mℓを入れて塩を加えて混ぜ、上に昆布と2をのせてふたをして火にかける。沸騰したら弱火で13〜15分火にかけ、30秒ほど火を強めてから止める。10分蒸らす。

根菜とちくわとお揚げの煮物。

＼ ポイント食材 ／
ごぼう
（根菜いろいろ）

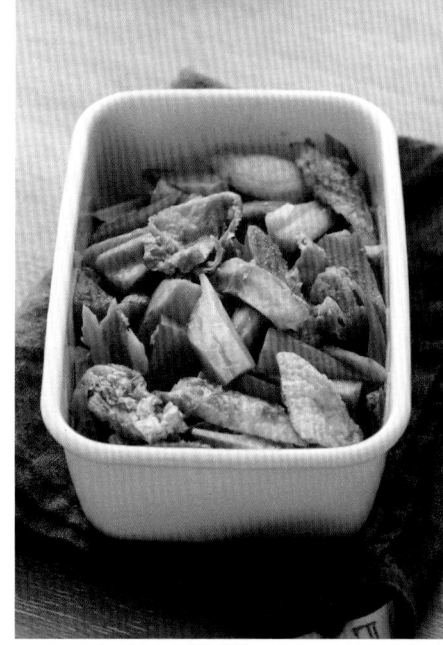

【 材料（4人分） 】
ごぼう …… 1/2本
レンコン …… 1/2節
にんじん …… 1本
ちくわ …… 2本
油揚げ …… 1枚
サラダ油 …… 大さじ1
A ┌ 水 …… 100㎖
　│ みりん …… 大さじ1
　│ 醤油 …… 大さじ1
　└ 砂糖 …… 小さじ1/2
かつお削り節 …… 3g

【 作り方 】
1. ごぼうとレンコンはそれぞれ皮をむいて細長い乱切りにし、水にさらす。皮をむいたにんじんと、ちくわも乱切りにし、油揚げは16等分の三角形に切る。

2. 鍋を中火にかけてサラダ油を入れ、水気を切ったごぼうとレンコン、にんじんを加えて炒める。全体に油がなじんだら、ちくわと油揚げも加えてさらに炒める。Aを加えてふたをし、弱火で10〜15分煮る。

3. 根菜に火が通ったらふたを開けて火を強め、煮詰める。煮汁が半分以下になったら味をみて、必要なら醤油少々（分量外）を加える。火を止めてかつお削り節を加えて混ぜる。

＼ ポイント食材 ／
りんご

セロリとりんごのサラダ。

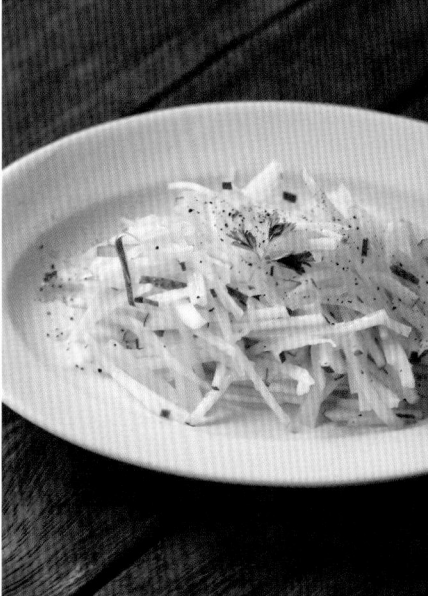

【 材料（2人分） 】
セロリ（茎の部分）
　…… 1本分
りんご …… 1/4個
塩 …… 小さじ1/4
酢 …… 小さじ2
オリーブオイル
　…… 大さじ1
黒こしょう …… 適量

【 作り方 】
1. セロリは筋をとって千切りにする。塩をふって混ぜ、5分ほどおく。

2. りんごは皮ごとよく洗い、千切りにする。

3. セロリの水気を切り、りんご、酢、オリーブオイル、黒こしょうを混ぜる。必要なら塩（分量外）で味を調える。

切り干し大根と焼ききのこのごま酢和え。

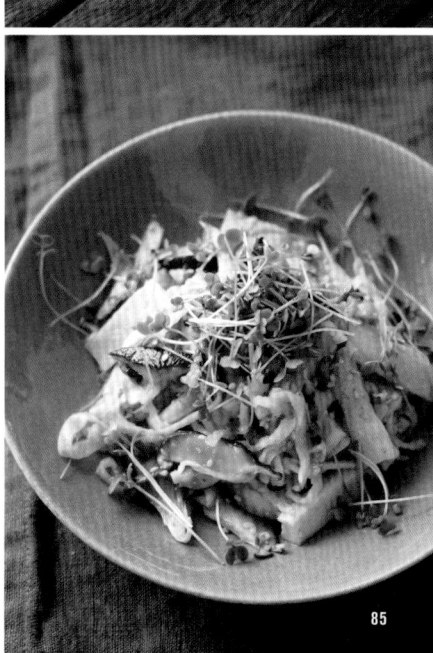

【 材料（4人分） 】
切り干し大根 …… 20g
椎茸 …… 2枚
エリンギ …… 2本
サラダ油 …… 小さじ2
いりごま（白） …… 大さじ1
生姜 …… 1片
A ┌ 醤油 …… 小さじ2
　│ 酢 …… 小さじ2
　└ 砂糖 …… 小さじ1

【 作り方 】
1. 切り干し大根はもみ洗いをして水に10分ほどつけて戻す。水気をよく絞り、食べやすい大きさに切る。

2. 椎茸とエリンギは薄切りにして耐熱皿に広げ、サラダ油を全体に回しかけて、グリルまたはトースターで5分ほど焼き色がつくまで焼く。

3. ボウルにいりごまを手でひねるように潰して加え、すりおろした生姜とAを合わせる。切り干し大根と焼ききのこ（焼き汁ごと全部）を加えて和える。あればお好みでブロッコリースプラウトを散らす。

＼ ポイント食材 ／
切干し大根、
焼ききのこ

ごぼうサラダ。

【材料（2人分）】
ごぼう …… 2/3本（約100g）
にんじん …… 1/6本（約30g）
A［
　マヨネーズ …… 大さじ2
　味噌 …… 小さじ1〜2
　砂糖 …… ひとつまみ
　ねりごま（白）…… 小さじ1
　いりごま（白）…… 小さじ1
］

【作り方】
1. ごぼうは包丁の背で皮を落として洗い、3〜4cm長さの細切りにして水にさらす。にんじんは皮をむいて同様の細切りにする。

2. 鍋に湯を沸かし、ごぼうとにんじんをさっと茹でてザルにあげる。水気をよく切る。

3. ボウルにAを混ぜ合わせる。ごぼうとにんじんの水気をキッチンペーパーで軽く拭いてAで和える。

味噌マヨディップ。

【材料（作りやすい量）】
大根 …… 適量
にんじん …… 適量
セロリ（茎の部分）…… 適量
きゅうり …… 適量
キャベツ …… 適量
A［
　マヨネーズ …… 大さじ3
　味噌 …… 小さじ2
　豆板醤 …… 適量
］

【作り方】
1. Aをすべて混ぜる。

2. 大根、にんじん、セロリ、きゅうりはスティック状に、キャベツはひと口大の角切りにして添える。

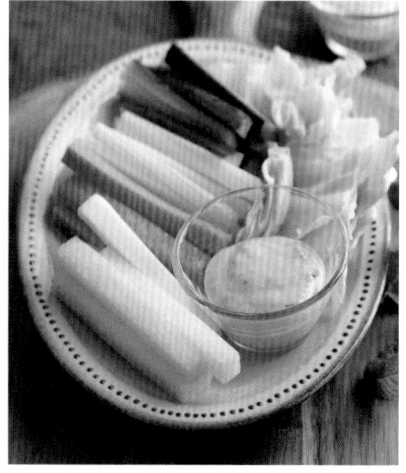

さつまいもと
クリームチーズのサラダ。

【材料（4人分）】
さつまいも …… 200〜250g
クリームチーズ …… 30g
マヨネーズ …… 大さじ1
牛乳 …… 大さじ2
バター …… 5g
塩・こしょう …… 各適量

【作り方】
1. さつまいもは皮ごとよく洗い、角切りにする。鍋に入れてひたひ

たの水を加えて火にかける。ふたをして沸騰してきたら弱火で10分ほど煮る。

2. さつまいもが柔らかくなったら湯を捨て、再度中火にかけてふたをし、粉吹き芋を作るようにゆすりながら水分を飛ばす。

3. 2に、バター、牛乳、塩、こしょうを加えて味を調え、マヨネーズと角切りにしたクリームチーズを加えて和える。

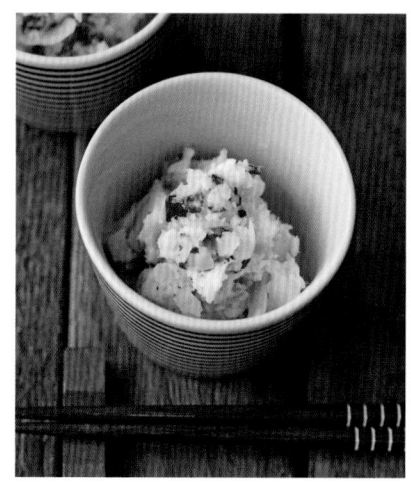

＼ 1品でも十分なお助けレシピ ／

ラクチン＆カラダにうれしい 夜 メニュー

理想の夕食は一汁三菜ですが、現実には二菜、一菜となることも。

たくさん作ると子どもが残したり、胃もたれして寝つきに影響したりもします。

時間がない時の救世主にもなる、"1品メニューの夕食"を取り入れてみましょう。

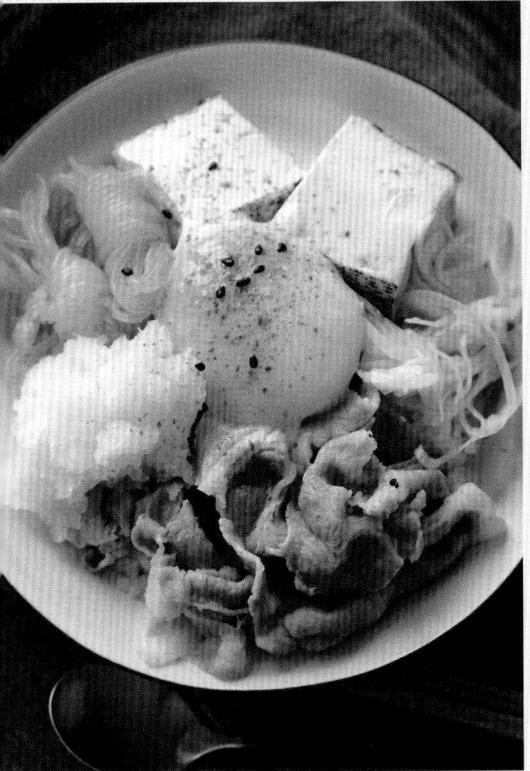

豚すきおろし丼。

【材料（2人分）】
豚薄切り肉（しゃぶしゃぶ用）
　　…… 100g
焼き豆腐 …… 80g
結びしらたき …… 4個
長ネギ …… 1/4本
大根 …… 3cm
温泉卵 …… 2個
ご飯 …… 茶碗2杯分
A ┌ めんつゆ（2倍濃縮）…… 50mℓ
　└ 水 …… 50mℓ

【作り方】
1. 豆腐は4等分、長ネギは斜め薄切りにする。大根はすりおろす。

2. フライパンにAと豆腐、しらたきを入れて中火にかけ、沸騰してきたら火を弱めて1〜2分煮る。

3. 長ネギを入れて、豚肉をほぐしながらさっと火を通す。

4. ご飯に3と大根おろしを盛り、温泉卵をのせる。お好みで七味唐辛子をふる。

鯛のごまだし茶漬け。

【材料（2人分）】
鯛（刺身用切り身）…… 150g
A ┌ ねりごま …… 大さじ1
　├ 醤油 …… 大さじ1
　└ みりん …… 小さじ1
B ┌ だし汁 …… 2カップ
　├ みりん …… 小さじ2
　└ 塩 …… 小さじ1/2
ご飯 …… 茶碗2杯分
いりごま（白）・わさび
　　…… 各適量
青ネギ・みょうが・大葉・すだち
　　…… 各適量

【作り方】
1. 鯛は薄切りにする。ボウルにAを入れてしっかりと混ぜ合わせ、鯛を加えて混ぜる。冷蔵庫で10分ほどおく。

2. 鍋にBを入れて火にかけ、ひと煮立ちしたら火を止める。

3. 器にご飯を盛り、1をのせていりごま・わさびを添える。熱々の2をかける。青ネギ・みょうがが・大葉・すだちなどの薬味を添える。

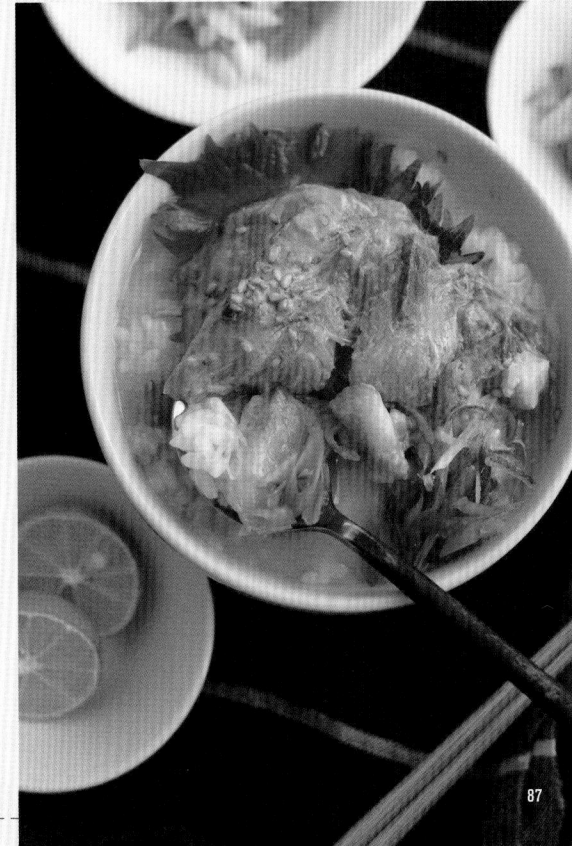

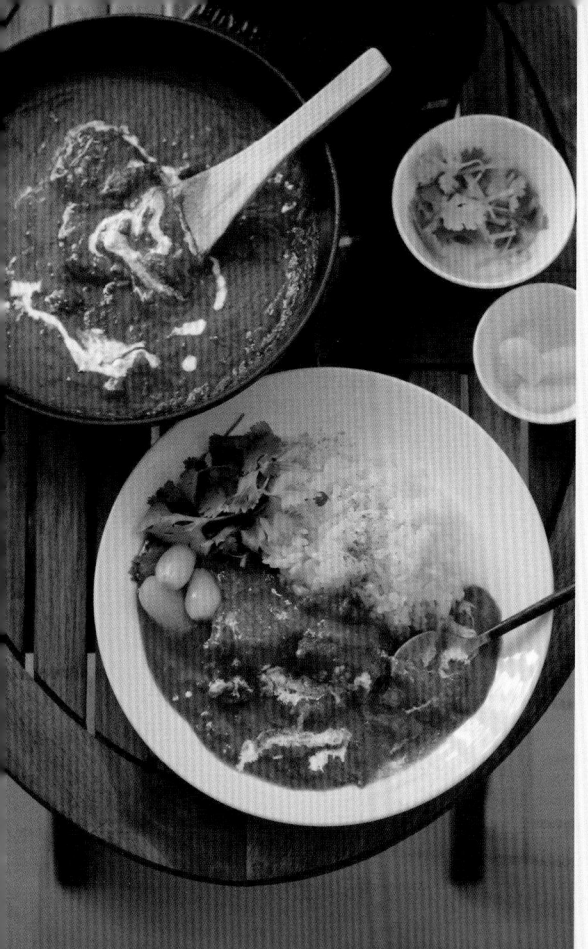

サバ缶トマトカレー。

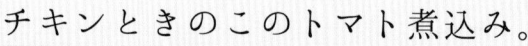

【材料（2人分）】
サバ味噌煮（缶詰）
　……　1缶（約200g）
トマト（缶詰あらごしタイプ）
　……　100g
生姜 …… 1片
カレー粉 …… 小さじ2〜3
水 …… 150mℓ
カレールウ …… 20g
バター …… 10g
生クリーム …… 大さじ3
ご飯 …… 茶碗2杯分

【作り方】
1. フライパンにトマト、みじん切りにした生姜を入れて中火にかける。軽く煮詰めたらカレー粉を加えて炒める。

2. 水、サバ味噌煮を加え、軽く崩しながら3分ほどふつふつとする程度の弱火で煮る（適宜混ぜながら火にかける）。

3. 火を止めてカレールウを加えて溶かす。

4. 再度火にかけて3分ほど煮て、バターと生クリームを加える。必要なら塩（分量外）で味を調える。

チキンときのこのトマト煮込み。

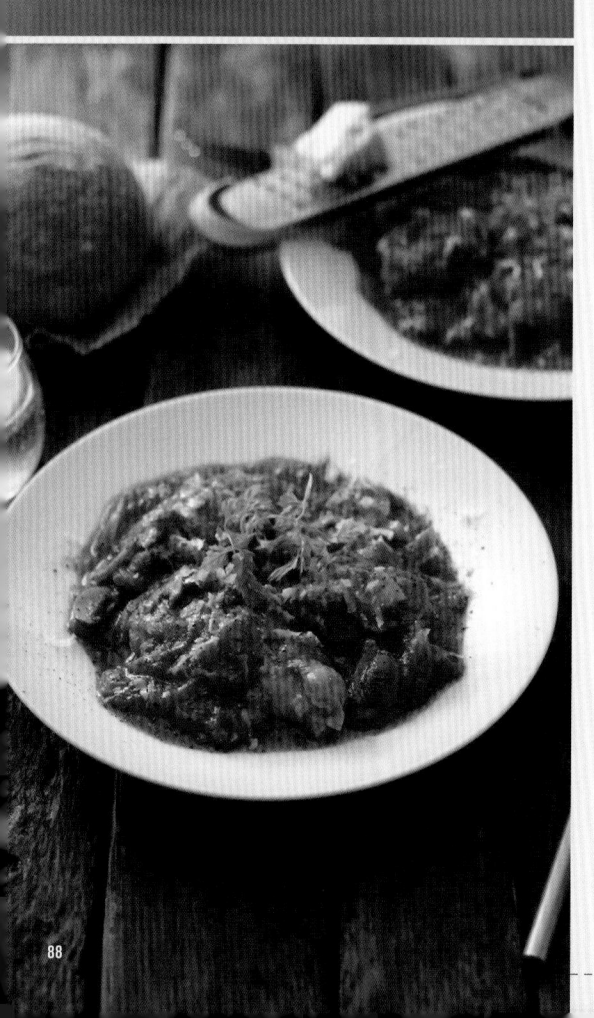

【材料（2人分）】
鶏もも肉 …… 1枚（250g）
塩 …… 小さじ1/2
砂糖 …… 小さじ1/4
ニンニク …… 1片
玉ねぎ …… 1/2個
マッシュルーム …… 100g
白ワイン（またはお酒）
　…… 大さじ2
カットトマト …… 200g
水 …… 50mℓ
オリーブオイル（またはサラダ油）
　…… 小さじ2
シュレッドチーズ …… 適量
黒こしょう …… 適量
薄力粉 …… 適量

【作り方】
1. 鶏もも肉は厚い部分を開いて4等分に切り、塩、砂糖をもみ込み、5分おく。玉ねぎとマッシュルームは薄切り、ニンニクは芽を除いてみじん切りにする。

2. フライパンを中火で熱してオリーブオイルを加え、薄力粉をまぶした鶏肉を皮目を下にしてのせる。皮目に焼き色がついたら裏返して同様に焼き、表面の色が変わったら一度取り出す。

3. 同じフライパンに玉ねぎ、マッシュルーム、ニンニクを入れて炒め、白ワイン、カットトマト、水を加える。

4. 鶏肉をフライパンに戻してふたをし、弱火で7〜8分煮る。

5. ふたを開けて軽く煮詰め、味をみて必要なら塩（分量外）で調える。黒こしょうをふり、チーズをのせる。器に盛り、お好みでさらに粉チーズをかけ、パンを添えても。

おろしりんごダレの焼肉ご飯。

【材料（2人分）】
豚薄切り肉 …… 200g
りんご（大きめ）…… 1/4個
ニンニク …… 1/2片

A ┌ 醤油 …… 大さじ2
　│ はちみつ …… 小さじ2
　│ 味噌 …… 小さじ1
　└ 豆板醤 …… お好みで少々

サラダ油 …… 少々
ご飯・キャベツ …… 各適量

【作り方】
1. りんごとニンニクはすりおろし、ボウルでAと混ぜる。

2. 豚肉をひと口大に切り、1に加えてもみ込み、10分ほどおく。

3. フライパンを熱してサラダ油を入れ、2を焼く。

4. ご飯に千切りキャベツをのせ、3をのせる。

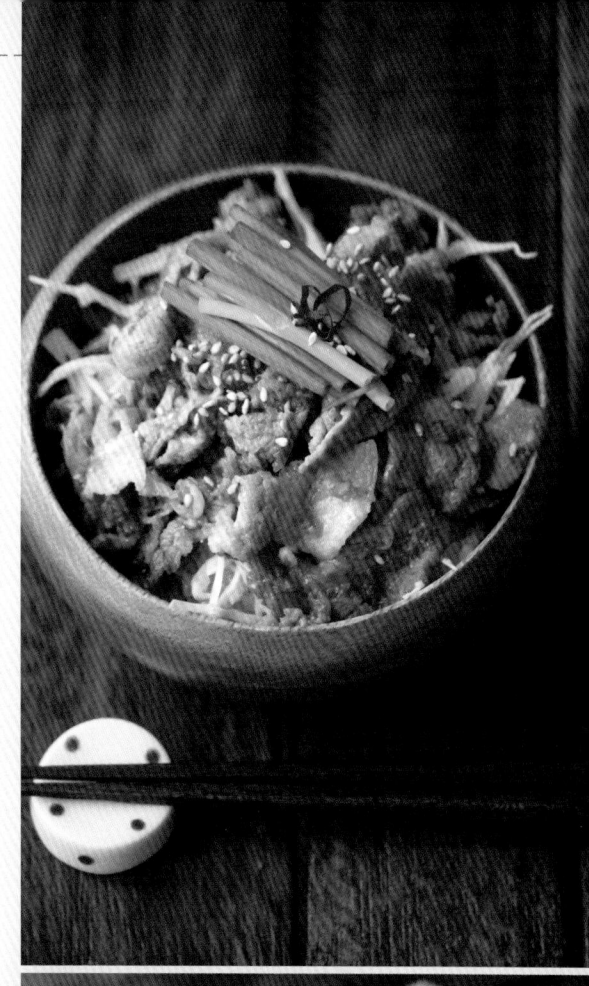

しらす卵の和風あんかけオムライス。

【材料（1人分）】

A ┌ だし汁 …… 100ml
　│ みりん …… 大さじ1/2
　│ 醤油 …… 小さじ1/4
　└ 塩 …… ひとつまみ

片栗粉 …… 小さじ1
卵 …… 2個

B ┌ 水（またはだし汁）
　│ 　…… 大さじ1
　│ みりん …… 小さじ2
　└ 塩 …… 少々

しらす …… 20g
青ネギ …… 2本
いりごま（白）…… 適量
サラダ油 …… 小さじ1
ご飯 …… 茶碗1杯分

【作り方】
1. あんを作る。鍋にAを入れて火にかけ、沸騰したら倍量の水で溶いた片栗粉でとろみをつける。

2. 卵をよく溶き、Bとしらすを加えて混ぜる。フライパンを中火で熱し、サラダ油を入れ、卵液を流し入れ、全体を大きく混ぜながら半熟状にする。

3. 手前からたたんでオムレツの形に整える。

4. 器にご飯を盛り、オムレツをのせて1をかける。小口切りにした青ネギといりごまを散らす。

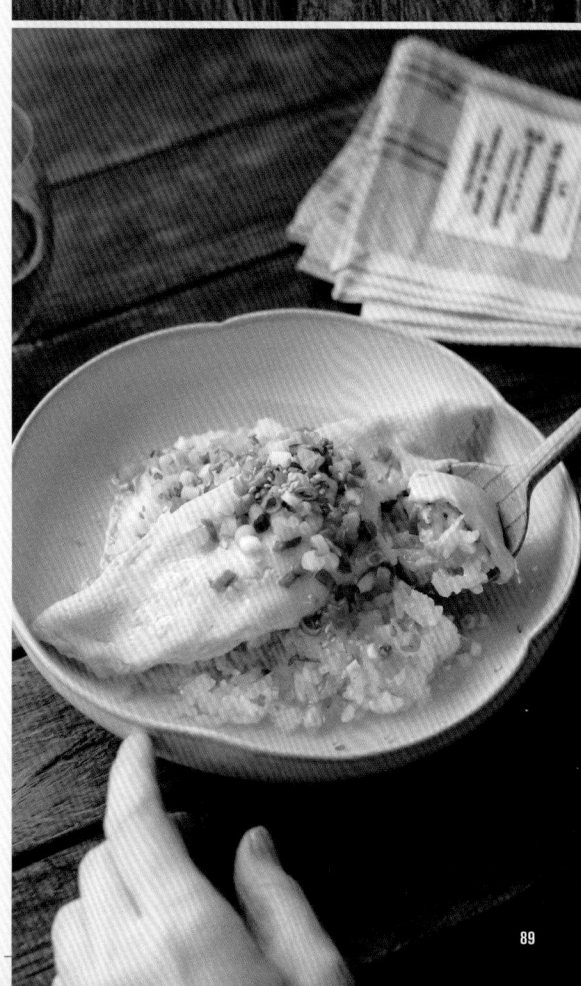

ピザなす。

【材料（2人分）】
なす …… 2本
牛ひき肉 …… 80g
塩・こしょう …… 各適量
ピザソース（またはトマトケチャップ）…… 適量
ピザ用チーズ …… 適量

【作り方】
1. なすを1〜2cm厚さに縦に切って水にさらす。しっかり水気を切って多めの油（分量外）で焼く。

2. 耐熱皿に1を並べてピザソース or トマトケチャップを塗り、好きな具をのせて最後にチーズをのせる。写真の具は、炒めて軽く塩こしょうした牛ひき肉。みじん切りのハムやベーコン、チキン、ツナなど、ピザのように好きな具をのせてOK。

3. トースター or グリルで焼く。

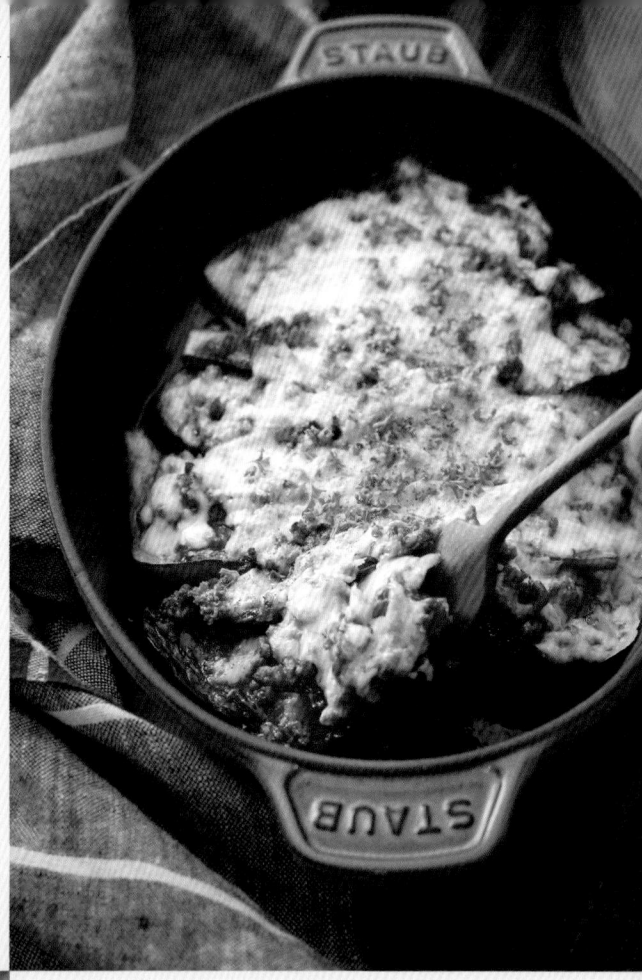

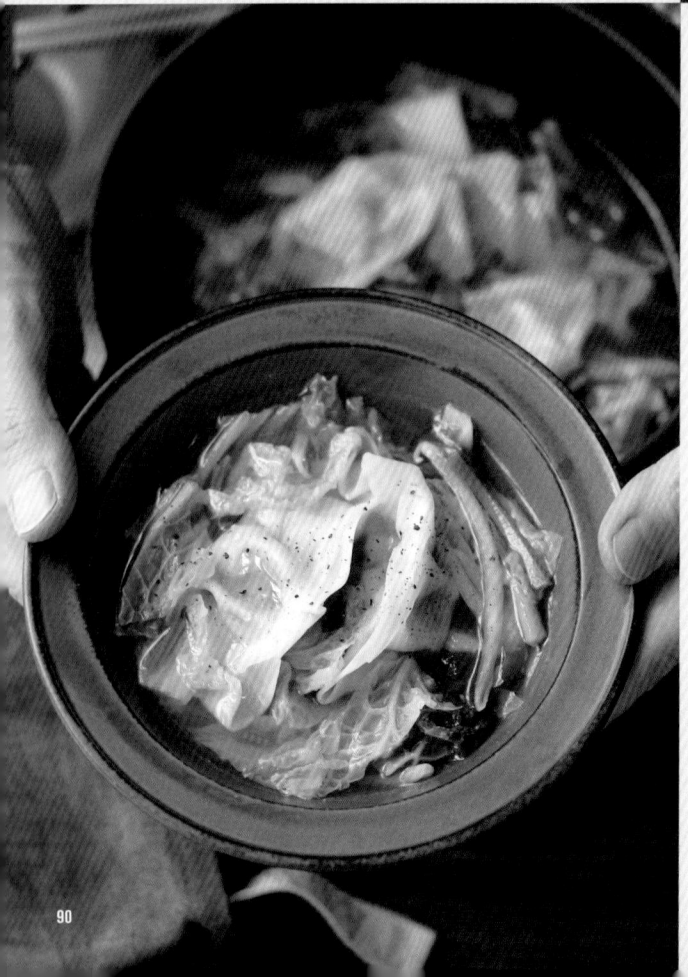

白菜餃子スープ。

【材料（4人分）】
餃子（市販のもの）…… 12個
白菜 …… 200〜250g
にんじん …… 1/8本
ニラ …… 4本
生姜 …… 1片
A ┌ 水 …… 600mℓ
　│ 鶏ガラスープのもと …… 大さじ1
　└ オイスターソース …… 小さじ2
ごま油 …… 大さじ1
黒こしょう …… 適量

【作り方】
1. 白菜はひと口大、にんじんは千切り、ニラは3〜4cm長さに、生姜はみじん切りにする。

2. 鍋にAを入れて火にかけ、沸騰したら白菜とにんじん、生姜を入れてふたをし、弱火で3分煮る。

3. 餃子、ニラを加えてさらに1〜2分煮る。ごま油を回しかけ、黒こしょうをふる。

○ おわりに。

　毎日の食事作りや買い物…忙しい日や疲れた日は、特に頭が回らなくなるものです。いろいろ考えるのは面倒だなと思った日の一番簡単な方法は、「旬のものを一番好きな食べ方で食べる」こと。同じ食材を食べるにしても、旬のものは栄養価が高く、手頃で、味もおいしいですよね。そして何より、自分が「おいしい」と思えるものを食べるということが、実は一番大切なことなのかもしれません。

　我が家の小さかった子どもたちもあっという間に大きくなって、今はまさに食べ盛りという年頃に差しかかったところです。自分の世界もだんだんと広がってきて、干渉しすぎず、ほったらかしにしすぎないという微妙な距離感に戸惑うことも多くなってきましたが、ずっと変わらないのは"毎日のごはん"を作るということなのかもしれません。

　毎日のごはんに「お疲れさま」も「がんばれ」も「おめでとう」も。いろんな気持ちを一緒に込めると、知らないうちに"体にうれしいごはん"になりそうな気がしませんか？

　自分のために、誰かのために。毎日のごはん作りと、カラダとココロのために。この1冊が少しでもお役に立てたなら、とてもうれしいです。

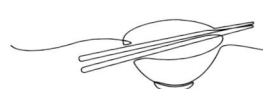

Foods Index

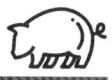

肉、肉加工品

Foods Index

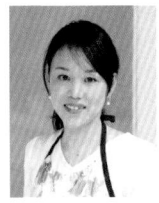

栁川かおり（やながわ かおり）

料理家、現役医師。日本内科学会認定の「総合内科専門医」の資格を持ち、食と医をつなぐコラムを Web や冊子にて執筆。医学の知識を易しく伝え、誰もが簡単に作りやすいレシピを提案している。テレビ、雑誌など各メディアでの活躍や、企業レシピの開発、商品プロデュースにも携わっている。13 歳長女、10 歳長男の二児の母でもあり、「シンプルな料理をよりおいしく！毎日食べても飽きないごはん」がモットー。2012 年には日本テレビ系テレビ番組「ヒルナンデス！」の家庭料理コンテスト「レシピの女王シーズン 2」にて優勝し、第二代レシピの女王に。2011 年より始めたブログや、2014 年より始めたインスタグラムで掲載する美しい写真やテーブルスタイリングも人気。著書に「Simple Happy ごはん。」（宝島社）、「Cho-coco さんちの毎日 Happy おかず」（主婦と生活社）、「Every Table」（主婦の友社）、「ストウブレシピ 100」（学研プラス）などがある。

レシピサイトNadia
「Happy Smile Recipes! by 栁川かおり」
https://oceans-nadia.com/user/11285

オフィシャルブログ「Happy Smile Days.」
https://ameblo.jp/chococo-hs/

インスタグラム／ Instagram @kaori_yanagawa
https://www.instagram.com/kaori_yanagawa/

S T A F F

マネジメント	Nadia（株式会社 OCEAN`S）
	葛城嘉紀　中村祐菜
撮影	栁川かおり　近藤 誠
デザイン	土田伸路（design cue inc.,）
	畑 道代（Cream）
校閲	聚珍社
執筆・編集協力	加治屋真美
編集	中山広美（東京ニュース通信社）
協力	かどや製油株式会社
	株式会社クックアンドライフ社
	株式会社デルタインターナショナル
	ヤマキ株式会社　　　　（五十音順）

カラダにうれしい毎日ごはん。

第 1 刷　2020 年 5 月 29 日

著者　　栁川かおり

発行者　　田中賢一

発行　　株式会社東京ニュース通信社
〒 104-8415 東京都中央区銀座 7–16-3
電話 03–6367-8023

発売　　株式会社講談社
〒 112-8001 東京都文京区音羽 2-12-21
電話 03-5395-3608

印刷・製本　図書印刷株式会社

© Kaori Yanagawa 2020 Printed in Japan
ISBN 978-4-06-519668-7